라졌다. 암이사라졌다. 암이사
ㅏ. 암이사라졌다. 암이사라졌다.
라졌다. 암이사라졌다. 암이사라
암이사라졌다. 암이사라졌다. 읻
졌다. 암이사라졌다. 암이사라졌
ㅏ이사라졌다. 암이사라졌다. 암이사라졌다. 읻
졌다. 암이사라졌다. 암이사라졌다. 암이사라
사라졌다. 암이사라졌다. 암이사라졌다. 암이사라졌다. 암ㅇ
ㅏ. 암이사라졌다. 암이사라졌다. 암이사라졌다. 암이사라졌디
라졌다. 암이사라졌다. 암이사라졌다. 암이사라졌다. 암이사
암이사라졌다. 암이사라졌다. 암이사라졌다. 암이사라졌다.
졌다. 암이사라졌다. 암이사라졌다. 암이사라졌다. 암이사라
ㅏ이사라졌다. 암이사라졌다. 암이사라졌다. 암이사라졌다. 읻
졌다. 암이사라졌다. 암이사라졌다. 암이사라졌다. 암이사라
사라졌다. 암이사라졌다. 암이사라졌다. 암이사라졌다. 암ㅇ
ㅏ. 암이사라졌다. 암이사라졌다. 암이사라졌다. 암이사라졌디
라졌다. 암이사라졌다. 암이사라졌다. 암이사라졌다. 암이사
암이사라졌다. 암이사라졌다. 암이사라졌다. 암이사라졌다.
졌다. 암이사라졌다. 암이사라졌다. 암이사라졌다. 암이사라
ㅏ이사라졌다. 암이사라졌다. 암이사라졌다. 암이사라졌다. 읻
졌다. 암이사라졌다. 암이사라졌다. 암이사라졌다. 암이사라
사라졌다. 암이사라졌다. 암이사라졌다. 암이사라졌다. 암ㅇ
ㅏ. 암이사라졌다. 암이사라졌다. 암이사라졌다. 암이사라졌디
라졌다. 암이사라졌다. 암이사라졌다. 암이사라졌다. 암이사
암이사라졌다. 암이사라졌다. 암이사라졌다. 암이사라졌다.
졌다. 암이사라졌다. 암이사라졌다. 암이사라졌다. 암이사라
ㅏ이사라졌다. 암이사라졌다. 암이사라졌다. 암이사라졌다. 읻
졌다. 암이사라졌다. 암이사라졌다. 암이사라졌다. 암이사라
사라졌다. 암이사라졌다. 암이사라졌다. 암이사라졌다. 암ㅇ
ㅏ. 암이사라졌다. 암이사라졌다. 암이사라졌다. 암이사라졌다
라졌다. 암이사라졌다. 암이사라졌다. 암이사라졌다. 암이ㅅ

암이사라졌다. 암이사라졌다.

식용 수소이야기 5

암이 사라졌다

마이너스 수소이온의 기적

저 자 | 이학박사 **오이카와 타네이키**
       의사·원장 **츠루미 다카후미**
옮긴이 | 한국식용수소연구소 소장 **양은모**
편저자

식용수소는 활성산소, 특히 독성이 많은 하이드록실라디칼을 제거!

식용수소의 놀라운 위력
- 새로운 암 치료법
- 전이암·난치암도 완치!!

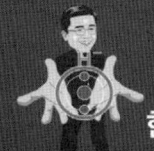

한국식용수소연구소

머리말

 겨울에는 가정에서 밀감을 상자 째로 구입하는 경우가 있습니다. 상자 속 밀감 1개만 썩게 되면, 그 주위 밀감도 모두 썩어가게 됩니다.

 상자 속 밀감 1개가 썩기 시작하면, 모든 밀감이 썩게 되는 것은 이제 상식입니다.

 이렇게 썩는 현상을 『산화(酸化)』라고 합니다. 화학적으로는 수소를 빼앗겨 과산화물이 된 결과입니다. 철로 된 못이 녹슬어가는 현상도 산화의 한 현상입니다.

 암(癌)이라는 질병도 상자 속 밀감이 주위의 밀감을 썩게 하는 것과 비슷합니다.

 암도 역시 산화의 결과입니다.

 암은 산화되어 생깁니다.

 그럼 반대 현상을 무엇이라 할까요?

『환원(還元)』이라 합니다.

철(鐵)로 된 못이 녹슬어 홍차처럼 붉은색 상태가 되었을 때, ⊖(마이너스)수소이온을 못 위에 칠하면 반짝반짝 새 못으로 되돌아갑니다. 이것이 환원(還元)입니다.

환원이란 수소와 화합하는 반응입니다.

그렇다면 암을 환원 시키면 낫지 않을까?

몸속을 환원시켜버리면 낫지 않을까? 이런 생각으로 환원력 있는 물질에 도전한 사람은 참으로 많았습니다. 그러나 지금까지 성공하지 못했습니다.

왜? 그 이유는 간단합니다.

어떤 물질도 구성분자(分子)가 너무 커서 세포속의 세포핵(細胞核)속에 도달하지 못했기 때문입니다. 그럼 분자가 작은 것 중에 환원력이 있는 것을 만든다면 성공하지 않을까? 그 극소(極小)의 것이 바로 **「마이너스(⊖)수소이온」** 입니다. 수소의 원자번호는 1입니다. 지구상 모든 물질 중 가장 작은 최소의 물질입니다!

매우 작은 ⊖(마이너스)수소이온을 만드는데 성공한 사람이 바로 **오이카와 타네아키 박사**입니다.

오이카와 박사는 자연에서는 잘 존재하지 않는, 지구상에서 가장 작고도 가장 강력한 ⊖(마이너스)수소이온을 만들어 낸 것입니다. 그 ⊖(마이너스)수소이온을 섭취하자 기적 같은 일이 일어났습니다.

밀감 상자 속 썩었던 밀감과 그 주위에 썩어가던 밀감이 다시 원래 상태로 되돌아가는 것 같이, 암이 환원되기 시작한 것입니다.

암 발생에는 활성산소, 프리라디칼이 크게 관여한다고 합니다.

이 책은 산화(酸化)와 환원(還元)의 관점에서 암과 활성산소인 프리라디칼에 초점을 맞추어 썼습니다. 기적 같은 치유 사례도 실었습니다.

이 책을 읽고 어떻게 접근 하면 좋을까? 이렇게 하면 나을까? 암으로 고통 받으며 시달리고 있는 분들과 생활습관병-만성병으로 고민하는 분들에게 조금이라도 도움이 되었으면 합니다.

얼굴 검버섯과 주름살도 몸이 녹슨 결과입니다.

평소 환원적인 생활을 한다면 검버섯도 주름도 생기지 않게 되고 생활습관병에도 걸리지 않게 될 것입니다.

환원하는 생활만이 암도 치유하고, 모든 병을 예방하는 최고가 될 것입니다.

모든 분들께 도움이 되길 진실로 바랍니다.(*)

목차

제 1 부
정말로 낫는다!
새로운 암 치료법!

- 오이카와 타네아키 . 츠루미 다카후미 -

1. 3대 치료법으로는 암이 낫지 않는다.
항암제는 효과가 있을까? 없을까? - 15

「항암제는 사용하지 않겠다.」 발언 - 18

방사선이 무서운 진짜 이유 - 20

2. 암의 원인은 활성산소
세포를 손상시키는 활성산소 - 24

활성산소를 제거하는 스캐빈저(청소부)란? - 26

스트레스도 활성산소를 만든다. - 30

3. 생명 진화의 원점에서
23억 년 전 활성산소와의 교제 - 31

에너지 획득의 댓가 - 34

숙명적으로 따라다니는 활성산소의 폐해 - 36

생명의 본질을 담당하는 미토콘드리아 - 38

생명의 진화에서 암을 재점검하면 - 40

새(鳥)는 왜 장수하는가? - 41

4. 왜 ⊖(마이너스)수소이온 인가?

활성산소를 제기하고 면역력을 높이자. - 45

다이어트, 화분(花粉)증에도 효과 있다. - 47

5. 효소와 ⊖(마이너스)수소이온

가장 적합한 건강기능식품의 4가지 조건 - 51

효소와 ⊖(마이너스)수소이온, 운명의 첫 만남 - 53

효소는 세포가 기능을 발휘하기 위한 지원부대 - 54

6. 건강, 의료의 상식을 의심

건강관리는 자기책임으로 - 57

장이 건강하면 몸 전체가 건강해진다 - 58

변 냄새에도 효력 있는 ⊖(마이너스)수소이온 - 60

7. ⊖(마이너스)수소이온이란 무엇인가?

기체도 액체도 고체도 아닌 플라즈마 상태 - 63

연구개발의 원점은 「루르드의 샘」 - 65

「천동설에서 지동설로」에 필적하는 발명 - 67

8. 살아있는 물, 죽어있는 물

난초가 물만으로, 비료 없이 몇 년간이나 꽃이 핀다! - 71

에너지 생산이라는 생명활동의 신비 - 73

마이너스(⊖)수소이온이 녹아있는 물이란? - 74

녹슬지 않고, 효소의 작용도 촉진하는 전리수소수 - 77

9. 튼튼한 몸과 편안한 마음을 위해

　　암의 원인 중 35%는 음식물 - 81

　　세포에 치명적 피해를 주는 농약, 화학비료 - 83

　　⊖(마이너스)수소이온과 효소로「행복한 죽음」을 - 85

제 2 부
　　전이암(轉移癌), 난치암(難治癌)이
　　　이렇게 나았다

　　　　　　　　　　　　　　　　-츠루미 다카후미-

1. 암의 근본 원인을 끊는다는 발상

　　질병의 원인을 방치하고 치료하는 서양의료 - 90

　　약 과다처방으로 생기는 중대한 부작용 - 92

　　왜「당장 좋아지는 치료」가 주류로 되었는가? - 96

　　질병의 근본 원인은 장의 부패 - 100

　　나무에 비유하면, 인간의 장은 뿌리 - 101

　　장 ⇨ 혈액 ⇨ 세포는 삼위일체 - 103

　　일본 미국에서 갑자기 퍼진 새로운 영양학이란? - 104

2. 의사가 말하지 않는 항암제의 진실

암 3대 치료의 형편없는 성적 - 107

자기 자신도 하지 않는 항암제를 환자에게 투여 - 107

양심 있는 의사들은 절망하고 있다. - 112

왜 암 선문의는 3가지 치료에서 벗어나지 못하는가? - 112

현실에 맞지 않는 암전문의사의 상식 - 114

항암제는 연명(延命)은커녕 단명(短命)으로 이어진다. - 116

수술하지 않는 쪽이 오래 산다고 하는 위암 자료 - 118

항암제는 일단 좋아진 것처럼 보일 뿐 - 119

전이로 이러지도 저러지도 못하는 경우가 대부분 - 121

암과의 전쟁에서 계속 패배하고 있다. - 122

암세포는 단기간 기하급수적으로 증식한다. - 123

직경 1cm, 무게 1g, 10억 개의 암세포 - 125

X선으로 보이지 않아도 사멸하지 않았다. - 125

최신 항암제는 좋은 효과, 부작용이 적다라는 거짓말 - 127

항암제 과다처방, 전이 투성이 암환자의 말로 - 129

항암제도 방사선치료도 활성산소로 암을 공격하는 것 - 130

부작용도 새로운 질병도 활성산소가 원인 - 132

항암제가 효과적이면 가장 빨리 죽는다. - 134

항암제가 과다 처방이었다면 돌이킬 수 없다. - 135

부작용을 줄이는 좋은 치료법 - 137

항암제 부작용만을 없애는 ⊖(마이너스)수소이온 - 138

가족의 고정관념과 자부심이 낳은 비극 - 140

굳이 사용한다면 에너지 회로가 정상화 되고부터 - 142

3. 수술도 방사선 치료도 위험한 도박

방사선 치료도 재발은 면할 수 없다. - 144

「자르고 자르고 자르는」 수술의 비참한 역사 - 147

「수술하는 김에 해두자」는 외과의사의 횡포 - 150

수술을 간단히 받아들여서는 안 된다. - 151

수술로 장기를 잘라냈다면 평생의 괴로움 - 152

수술을 하지 않았으면 이런 사태로는 되지 않았을 예 - 153

수술시의 항암제를 어떻게 생각하는가? - 156

4. 나도 놀랐던 기적의 증례

활성산소를 철저하게 공격하면 암은 치료된다. - 157

대장암~ 폐 신장 전이 - 증례 1 - 157

유방암~ 간 전이 - 증례 2 - 159

위암 - 증례 3 - 161

전립선암~ 골, 폐 전이 - 증례 4 - 163

최초 발생지 모르는 암, 림프절 전이 - 증례 5 - 163

거대 유방암 - 증례 6 - 164

간장암 -증례 7 - 166

폐선 암, 흉막 림프 전이 - 증례 8 - 166

폐선 암, 뇌와 전신 전이 - 증례 9 - 168

뇌종양에도 효과 있는 ⊖(마이너스)수소이온 - 169

    대장암 - 증례 10 - 170

    폐 소세포(小細胞)암 - 증례 11 - 172

    자궁 경부 암 - 증례 12 - 173

    자궁암 - 증례 13 - 174

    유방암 - 증례 14 - 176

5. 모든 질병에 관여하는 활성산소

    산소가 없으면 죽는데 왜 독인가? - 178

    운동이 지나치면 단명으로 끝나는 이유 - 180

    생활습관병도 난치병도 모두 활성산소가 주원인 - 181

    산화(酸化)란 무엇인가? 환원(還元)이란 무엇인가? - 183

    DNA, 효소, 세포막 등 전신에 활성산소가 공격 - 184

    대표적 유해 활성산소란? - 185

    암을 일으키는 하이드록실라디칼 - 186

    암세포는 매일 매일 1만개가 만들어지고 있다. - 189

    암유전자, 암억제유전자, DNA 복원유전자 - 191

    활성산소와 방사선의 인과관계 - 193

    「암의 싹」이 생기는 단계, 급성장하는 단계 - 194

    활성산소가 관계하는 대표적 질환 - 196

    활성산소를 만드는 근본원인 - 197

6. ⊖(마이너스)수소이온은 암에 효과가 있나?

활성산소를 무해화 하는 스캐빈저 -3개의 패턴 - 199

어떤 물질이 스캐빈저가 되는가? - 199

특히 항산화력이 높은 것은 어떤 물질인가? - 204

암은 포도당만을 먹이로 해서 증식한다. - 205

암의 시조는 23억 년 전의 고세균(古細菌) - 207

혈관신생을 억제하는 것이 최대의 암 봉쇄 - 212

암에 걸린 사람에게 공통되는 체질이란? - 213

한 개의 세포에서 매일 100만 건의 DNA 복원활동 - 215

마이너스 수소이온이 암에 가장 효과적인 이유 - 215

수소가 ⊖(마이너스)이온으로 존재한다는 큰 의미 - 216

⊖(마이너스)수소이온의 훌륭한 특징 - 219

효소와 ⊖(마이너스)수소이온으로 백내장도 예방 - 220

암을 만드는 근본 뿌리를 뽑는 반단식 - 222

반단식에는 어떤 효과가 있는지 - 223

암이 생기는 것도 작아지는 것도 식사내용 - 224

7. 암을 만드는 식사, 암을 없애는 식사

이런 식사를 계속하면 암이 된다. - 226

동물성 단백질을 많이 섭취하면 왜 암이 되는지? - 230

암의 인자이면서 필요악이 되는 스트레스 - 234

장의 오염을 없애면 면역력이 오른다. - 237

생야채의 세포를 깨뜨려 먹는 것 이외는 없다. - 238

내가 이용하는 최강의 건강기능식품 군단 - 241

저자 - 244

번역자 - 245

번역을 마치면서 - 246

추천사 - 248

제 1 부

정말로 낫는다!
새로운 암 치료법!

- 오이카와 타네아키 . 츠루미 다카후미 -

1. 3대 치료법으로는 암이 낫지 않는다.

● 항암제는 효과가 있을까? 없을까?

사회 : 한국과 일본에서 암으로 사망하는 사람은 3사람 중 1명입니다. 암은 인류 최대의 적입니다.

1971년 미국 닉슨 대통령이「**암 전쟁, War On Cancer**」을 선언, 암을 박멸하려 했습니다. 미국 암 전쟁에 일본 돈으로 20조엔(한국 돈 약 300조원, 대한민국 1년 예산)이나 되는 막대한 돈을 투입 했지만 그 성과는 평가할 것도 없을 정도로 실패였습니다.

암에는 3대 치료법이 있습니다.

항암제치료, 방사선치료. 그리고 절제수술치료입니다.

일본 월간잡지『문예춘추』와『주간문춘』에서 **"항암제는 효력이 있을까?"** 라는 테마 특집기사로 화제가 된 적이 있었습니다. 발행사인 『문예춘추』에는 문의가 쇄도 했었다고 합니다.

"효과가 없다!" 는 주장을 한 사람들과 일본 게이오대학(慶應大學)의학부 강사인 콘도(近藤誠)씨가 한편이고. 여기에 반론하는 일본 국립암연구센터 중앙병원 종양내과 과장인 카스마타(勝俣範之)씨, 텍사스 대학 MD 앤더슨센터 암 교수 우에노(上野直人)씨 등이 한편이었습니다.

이 논쟁에는 자기 자신이 암환자인 평론가 다찌바나(立花隆)씨도 참가해서 **"암에 특효약은 없다!"**고 발언, 이 한 문장만으로 커다란 화제가 되었습니다.

이 논쟁은 암이 많은 일본에서 절박한 문제였기 때문입니다. 츠루미 선생님! 감상을 먼저 말씀해 주시죠.

츠루미 : 간단히 말하면 콘도(近藤)씨의 주장은 급성백혈병이나 악성림프종 따위의 혈액암을 제외하고, 폐암이나 위암 같은 고형암(固形癌)에는 항암제도 방사선도 수술도 그다지 효과가 없다는 것입니다.

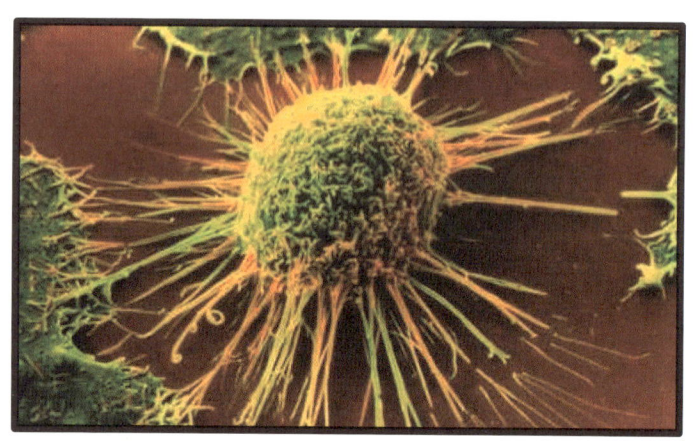

(사진, 암세포의 모습, -출처: 영국 가디안)

항암제 후유증, 지옥같이 아픈 고통을 견뎠음에도 그 결과로 얻은 것이라고는 형편없다는 것입니다.

이런 정도라면 암이 발견된 초기단계에서부터 아무것도 하지 않는 편이 오히려 낫다. 방치하는 편이 더 연명할 수도 있을 것이다. 쓸데없는 치료를 하여 오히려 수명이 단축된다는 것 등이었습니다.

이런 의견에 일본국립암센터 등이 이를 갈았습니다.

환자가 연명하지 않았느냐?

라이프스타일도 좋아졌다! 최근의 항암제는 옛날과는 다르다. 겨우 2~3개월이라고 해도 생명이 연장되지 않았느냐?

지독한 부작용이 있더라도 환자는 한결같이 연명하기를 원한다.

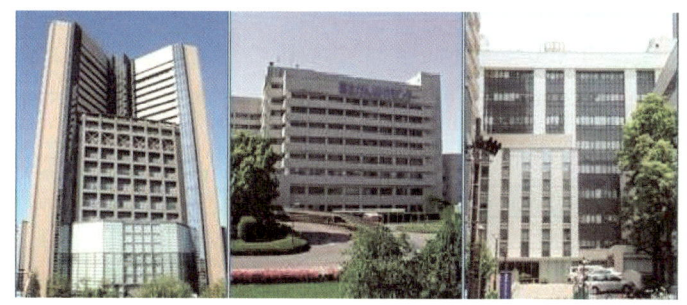

(사진, 일본국립암센터 중앙병원(좌), 동병원(중), 연구소(우))

환자입장에서 보면 지푸라기라도 잡고 싶은 생각으로 치유나 완치(完治), 근치(根治)를 바랄 것입니다. 그런데 이 논쟁에서는 「암은 치유(治癒)도 완치(完治)도 되지 않는다! 관해(寬解)될 뿐이다!」고 결론내리고 있습니다.

이 점은 중대한 문제입니다. 관해라는 말은 속임수에 지나지 않습니다.

● 「항암제는 사용하지 않겠다.」 발언

사회 : 항암제뿐 아니라 방사선 치료, 수술에 의한 환부의 도려냄, 어느 것도 완치를 기대할 수 없다고 하는 것이 일반적인 견해입니다.

항암제도 나날이 발전하고 있다고 하지만, 보다 나은 것이 개발된다고 해도, 암의 원인을 제거하는 것이 아니라 나타난 증세만 일시적으로 치료하는 것에 지나지 않습니다. 평론가인 다찌바나(立花隆)씨는 자신도 암환자인데, 암에는 특효약이 없다고 단언했습니다. 만약 자신의 암이 재발한다 해도 항암제는 사용하지 않겠다고 말했습니다.

항암제의 부작용으로 초래되는 고통은 말과 글로 다 표현하기 어려울 정도로 심합니다. 그리고 그 지독한 후유증을 견딘 후 얻어지는 연명효과(延命效果)에 대해서도 큰 기대를 할 수 없다고 했습니다.

츠루미 : 모든 항암제는 활성산소 덩어리입니다. 독(毒)으로 독(毒)을 제어하는 방식입니다.

 그래서 항암제의 부작용은 정상적인 세포까지 크게 손상을 입히는 것입니다.

 방사선치료도 핀 포인트(pinpoint, 정확하게 한 부분이나 대상만을 겨냥함)로 치료한다고 말하고 있지만, 결국 세포를 태워 죽이는 것이라, 주변의 세포 피해가 너무나 큽니다.

 암은 공격하면 공격할수록 크게 확산되어 버립니다.

사회 : 항암제는 원래 독가스로부터 출발했습니다. 제1차 세계대전 때 악성림프종을 앓던 한 미국병사가 독일에서 「나이트로젠 머스터드」(nitrogen mustard, 세계 2차 대전 당시 사용됐던 머스터드 가스와 화학적 성질이 동일)라는 독가스를 뒤집어썼다고 합니다.

 그런데 미국으로 귀국 후 검사를 했더니 악성림프종이 개선되었던 것이 힌트가 되었습니다.

 독을 가지고 독을 제어하는 것입니다. 한편 방사선치료의 원점도 원자폭탄 개발에 있었다고 합니다.

● 방사선이 무서운 진짜 이유

츠루미 : 히로시마 원자폭탄 피폭자중 많은 사람이 백혈병으로 죽어갔습니다. 방사선은 활성산소 덩어리이기 때문에 발암성이 강하여, 석유 콜타르를 뒤집어쓰는 것보다도 빠르게 암이 됩니다. 최근 암 치료로 사용하는 중립자선(重粒子線)도 마찬가지입니다.

사회 : 2011년 3월11일에 일어났던 일본 대지진에서도 원자력발전(原子力發電)사고에 의한 방사선 피해가 크게 염려되고 있습니다.

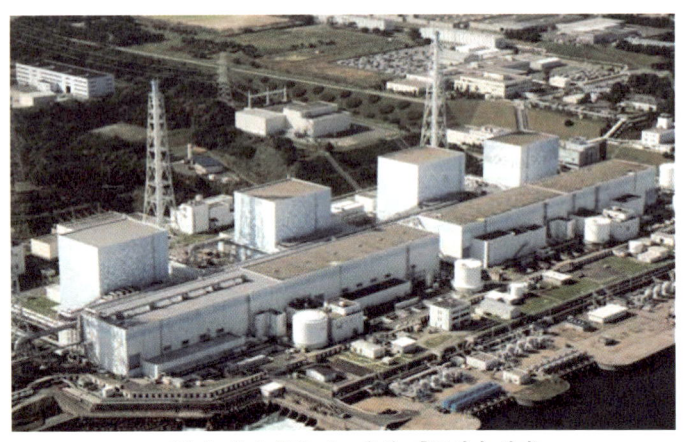

(사진, 원전 폭발 전, -출처: 후쿠시마 원전)

방사선 피폭(被曝)에는 체외(體外)피폭과 체내(體內)피폭이 있습니다. 체외피폭에 비해 더 심각한 것이 체내피폭입니다. 직접 흡입(吸入)하거나, 방사성(放射性) 물질에 오염된 식품이 체내에 들어와 일으킨다고 합니다.

 다만 방사선량이 연간 100미리 시버트(Sv, 생물학적으로 인체에 영향을 미치는 방사선의 양을 나타내는 국제단위) 이하에서는 암이 자연발생 한 것인지, 방사능에 의한 것인지 알 수 없다고 합니다.

 100미리 시버트 이상이 되면 암 발생을 재촉한다는 것이 통설입니다.

 1955년부터 1965년에 걸쳐 미국, 소련, 영국, 프랑스에서 대기권 내 핵실험을 했을 때는 10만 미리 시버트였다고 합니다. 이런 상태가 평상시에도 유지되었었다는 것을 의미합니다. 그 후 이렇게 높은 정도의(10만 미리 시버트) 방사선농도로 노출된 것은 1986년 소련 체르노빌 사고 때 뿐이었습니다.

츠루미 : 방사선은 직접 유전자에 영향을 주지는 않습니다. 방사선은 매우 강한 활성산소를 발생시킵니다.

 체내의 수분을 맹렬히 진동시키고 분해시켜, 가장 독(毒)작용이 강한 하이드록실라디칼을 만듭니다.

하이드록실라디칼은 세포내 DNA의 주된 사슬(연결고리)을 절단하거나, 염기(塩基)장해를 일으켜, 암이 되게 하는 것입니다.

생각하기에 따라서는 항암제와 같은 작용을 한다고 할 수 있습니다.

사회 : 방사선이 직접 암을 일으키지는 않고, 활성산소를 생기게 하여 결과적으로 암이 생긴다는 것이군요.

그렇다면 방사선에 의해 체내에서 발생하는 활성산소를 ⊖(마이너스)수소이온이 결합해 물로 만들어버리면, 암으로 진행될 확률이 대폭 감소한다는 논리가 성립하는 것으로 생각되는데........

3대 치료법은 원래 원인을 제거하는 근본치료가 아닌 나타난 증세만을 치료하는 대증(對症)요법이었고, 처음부터 원인치료라는 발상에서 나온 치료방법은 아니었습니다. 3대 치료를 어느 정도 개량, 개선한다 해도 스스로 한계가 있을 수밖에 없습니다. 통증과 고통만이 아닌 신체의 다른 부위에 피해를 주는 부작용도 엄청납니다.

이제 암은 환자입장에 서서 근본부터 고친다는 생각으로 돌아가야 할 것입니다. 물론 유전자 치료 연구도 진척되고는 있지만, 지금으로서는 극히 한정적인 것이지요.

그럼 암은 왜 발생하는가?

그 원인은 무엇인가?

그리고 어떻게 하면 근본적으로 고칠 수 있는가? 라는 네마로 이야기를 진행하겠습니다. (*)

2. 암의 원인은 활성산소

● 세포를 손상시키는 활성산소

츠루미 : 암은 한마디로 활성산소가 그 원인입니다. 활성산소는 크게 나누어 5종류가 있습니다.
 그중에서 가장 문제가 되는 것은 **하이드록실라디칼**이라는 활성산소입니다!
 이것을 퇴치하지 않으면 안 됩니다.

오이카와 : 하이드록실라디칼 같은 독성이 강한 활성산소

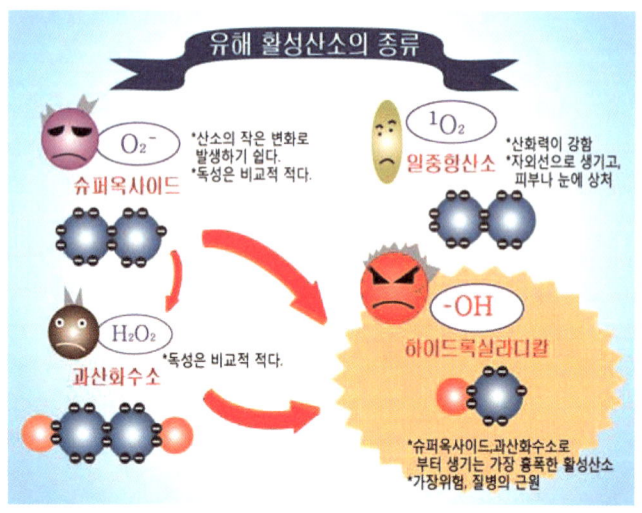

가 세포를 손상시키고, 미토콘드리아나 유전자에 악영향을 주게 되면 암세포는 점차 증식해 갑니다. 암억제유전자도 억제 되어 버립니다.

결국 암세포는 몸속에서 계속 증가해, 건강한 세포에까지 악영향을 미치게 됩니다. **활성산소(活性酸素)는 정상세포의 전자를 빼앗아 계속 산화시켜 버리기 때문**입니다.

사회 : 유전자에 대해서는 일반사람들도 잘 알고 있습니다. 유전자는 사람마다의 체질이나 기능을 맡고 있고, 개체로서 특징을 갖고 있다고 합니다.

미토콘드리아에 대해서는 모르는 사람이 많습니다. 한마디로 말하면 영양분을 체내에서 에너지로 바꾸는 공장(工場)역할을 한다고 말해도 좋을 것입니다.

어찌 되었거나 문제는 활성산소가 닥치는 대로 마구 파괴시켜버리는 악역(악동)이라는 것이죠.

츠루미 : 인간은 60조개의 세포로 이루어졌다고 합니다. 세포 속에는 핵과 유전자 DNA 그리고 ATP(아데노신 3인산) 에너지를 만드는 미토콘드리아가 있습니다. 그런데 활성산소 중에서 가장 강력한 하이드록실라디칼은 세포핵도 해치워 버립니다. 그 결과로 암세포의 이상증식이 시

작됩니다.

하이드록실라디칼의 존재시간은 매우 짧지만, 세포막을 연쇄적으로 산화시키고 혈관도 손상시켜 버립니다.

하이드록실라디칼은 암뿐만 아니라 동맥경화, 심근경색, 뇌경색 등의 원인이기도 하지요. 이에 대한 대응책으로는 비타민 C, 비타민 E 등을 먹으면 효과가 있겠지요.

그러나 내 경험으로는 뭐니 뭐니 해도 ⊖(마이너스)수소이온 건강기능식품(하이드로젠 칼슘)의 섭취가 가장 좋은 결과를 가져왔습니다.

효소와 우수한 건강식품을 함께 사용하는 것이 더 좋고, 암환자들은 한결같이 차츰 좋아졌습니다. (임상사례는 제2부 참조)

● <u>활성산소를 제거하는 스캐빈저(청소부)란?</u>

사회 : 암의 원인은 **활성산소**입니다. 호흡하는 2%의 산소는 활성산소로 변한다고 합니다. 신체에는 활성산소 방어 시스템이 잘 갖추어져 있는데 이른바 **스캐빈저(청소부)**라는 것입니다.

일반적으로 알고 있는 스캐빈저는 비타민 C, 비타민 E,

코엔자임 Q10, 폴리페놀, 프라보노이드계, 카로티노이드계 등이죠.

오이카와 : 물론 그 나름의 효과도 있겠지만 이들의 분자는 너무 커서 세포 속으로 자유롭게 들어갈 수가 없습니다. 또한 항산화 물질 그 자체가 산화되는 일도 있지요.

츠루미 : 활성산소 중에서도 하이드록실라디칼처럼 독성이 매우 강한 것은 ⊖(마이너스)수소이온과 결합시켜 물(H_2O)로 만드는 것이 최선입니다.

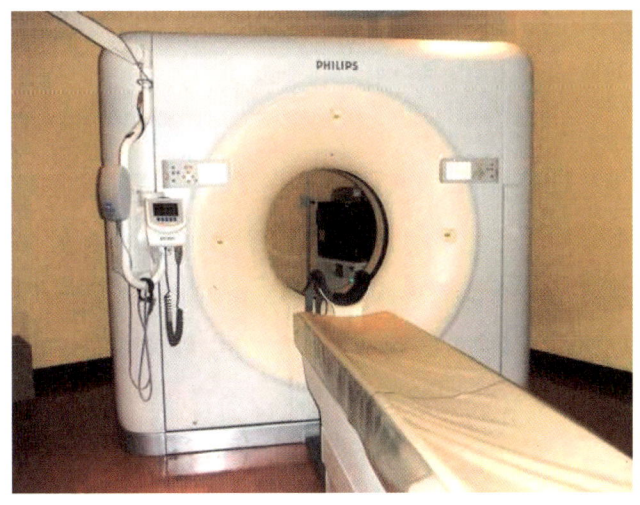

(사진, 의료용 CT 스캔, -출처: 필립스)

일본의 병원에서는 CT스캔이 많이 이용되고 있습니다. CT 기계보유율은 세계 1위입니다. CT스캔으로 사용되는 방사선량은 연간 자연 속에서 쬐는 방사선의 약 3배 가까운 6~7 미리 시버트 정도라고 알려졌습니다.

활성산소 같은 방사선 폐해(弊害)를 제거하는 것도 ⊖(마이너스)수소이온이죠. CT스캔을 자주 이용하는 환자라면 ⊖(마이너스)수소이온 건강기능식품의 섭취를 적극 권장합니다.

오이카와 : 쉽게 말하면, ⊖(마이너스)수소이온은 세포를 파괴하려는 하이드록실라디칼 활성산소와 직접 결합하여 물이 되어 버립니다.

암세포는 포도당을 먹이로 합니다.

암세포도 먹이가 없으면 굶어 죽게 됩니다. 먹이가 없으면 암세포도 힘이 없어지고, 전이도 되지 못합니다.

이런 결과를 만드는 방법은 무엇일까? 암세포가 포도당을 먹을 수 있는 것은 활성산소 작용에 의한 것이므로, ⊖(마이너스)수소이온을 활용하면 좋을 것입니다. 이것이 지금까지 없었던 암에 대한 새로운 대처방법이며, 새로운 사고방식입니다.

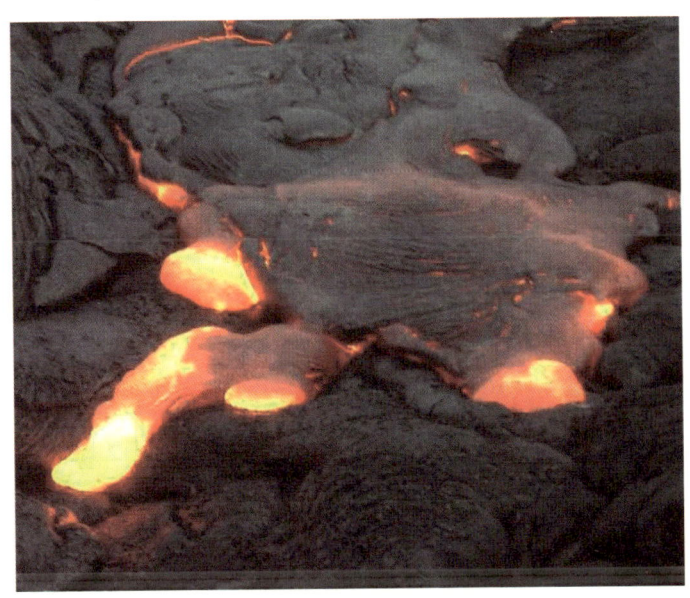

(사진, 화산 마그마의 모습)

사회 : 그렇다면 ⊖(마이너스)수소이온은 마법 같은 존재네요. 지금까지의 과학상식으로는 ⊖(마이너스)수소이온은 화산의 마그마(magma)속이나, 제철소의 용광로 속 즉 고온고압 상황에서만 존재한다고 알고 있었지요.

오이카와 : 아닙니다. 그런 상식은 이미 바뀌었습니다. 나는 상온상압에서 ⊖(마이너스)수소이온을 만드는 것에 이미 성공 했습니다.

⊖(마이너스)수소이온이란 알기 쉽게 말하면 보통의 수소원자에 전자를 1개 더 붙여 놓은 것입니다. 이 (e전자)를 활성산소에게 주는 것 즉 유해한 활성산소를 무해한 물로 만들어 체외로 배출하는 것입니다.

● <u>스트레스도 활성산소를 만든다.</u>

사회 : 활성산소의 증가 요인으로는 스트레스도 무시할 수 없습니다. 특히 정신적인 스트레스가 신체를 산화시켜 버리는 일도 많습니다.

츠루미 : 신체가 점점 산화해 버린다면 나중에는 몸의 균형이 무너지게 됩니다.

요통의 85%는 스트레스가 원인이라는 보고도 있습니다. 특히 샐러리맨에게는 일상적으로 자주 있는 일이지요.

스트레스 이외에도 산화된 음식물, 자외선, 식품 첨가물, 담배, 농약 등도 체내에서 활성산소를 만들어 냅니다.

질병의 대부분은 활성산소가 일으킵니다. (*)

3. 생명 진화의 원점에서

● 23억 년 전 활성산소와의 교제

사회 : 활성산소가 암의 주된 원인이라는 것이군요. 생물의 진화 과정에서 우리는 활성산소와 언제부터 교제했던 것인지요?

오이카와 : 산소가 지구상에 존재하고 부터입니다. 아마도 23억 년 전부터 이겠지요.

사회 : 그 무렵의 지구는 전체가 동결시대(凍結時代, 얼음으로 쌓인 시대)였다고 합니다. **스노우볼**(snow ball)이라고도 말하는……. 적도(赤道) 바로 밑에도 두께 1,000m의 얼음으로 덮였던 모양입니다.

오이카와 : 지구 동결(凍結)시대 이전에는 지구에 산소가 없었다고 합니다. 고(古)세균(시아노박테리아)은 이산화탄소와 태양빛으로 광합성을 시작했고, 스스로 에너지를 만들어 냈다고 합니다. 그때 부산물로 산소가 내뱉어진 것이지요.

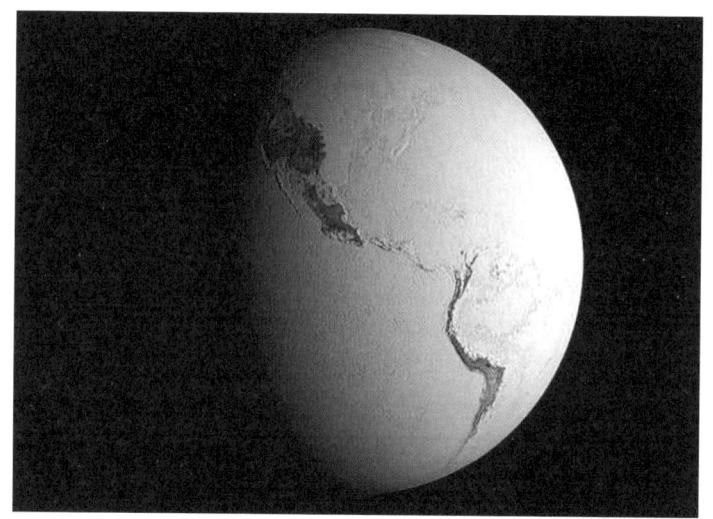

(사진, 지구 동결시대, -출처: EARTHWEEK)

이 때문에 지구에는 산소로 가득해지고 이산화탄소가 급격히 감소한 결과, 지구는 점차 차가워져, 지구 전체가 동결(凍結)되었다고 합니다.

마치 눈(snow)으로 된 커다란 공처럼, 우주에서 지구를 바라보면 아마도 새하얗게 보였겠지요.

사회 : 그렇다면 지구 환경을 파괴했던 것은 23억 년 전 시아노박테리아 고(古)세균과 현재의 인간들뿐이네요.

오이카와 : 그렇지요. 그때 생긴 산소가 공기 중에 20%를 점유하게 되었다고 합니다. 그 결과 오존층이 생기고, 자외선이 차단되어, 지구에는 생물이 생존하기 쉬워진 것도 사실일 것입니다.

 그러나 산소를 필요로 하지 않는 생물에 있어서의 산소 그것은 바로 독(毒)이었습니다.

 지구에서는 산소가 1%정도로 안정되어 있다가 점차 증가해서, 제 2차 지구 전체 동결(凍結)기인 6~8억 년 전에는 다시 산소가 20%로 되었다고 합니다.

사회 : 당시 공기 중에 20%나 있었던 산소는 해수(海水)

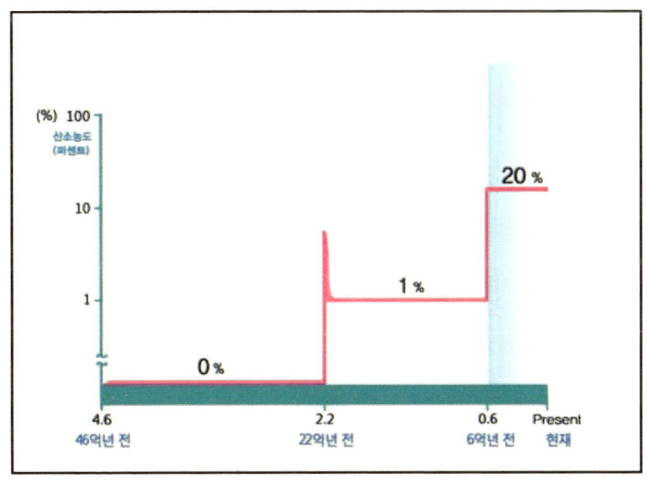

(그림, 지구의 산소 농도 변화, -출처: 한국방송)

에 포함되어있던 다양한 광물을 점점 산화시켰던 모양입니다.

 그래서 대량의 광물은 해저로 가라앉아 광맥이 되었습니다. 세계각지에 존재하는 현재의 철광맥이라든가 망간광맥 등 지하자원은 대부분 이 시대의 것이라 보아도 될 것입니다.

● 에너지 획득의 댓가

츠루미 : 무(無)산소 시대의 생물들은 산화하는 일이 없기 때문에 대부분 불로불사(不老不死)로 생각됩니다. 산소가 독해서 인지 생물들은 삶을 이어가기 위해 커다란 진화를 이루었습니다.

 예를 들면 큰 세포 속에 작은 세포가 들어가 기생하고 융합했습니다. 소위 말하는 단(單)세포, 진핵(眞核)세포의 탄생이죠. 진핵생물이 태어나 생물은 서서히 진화했습니다. 진핵세포 속에는 작은 세균이 갖고 있던 미토콘드리아가 생존하게 되었습니다. 하나의 세포 속에 300~400개나 기생하게 되었죠.

 각 미토콘드리아는 독자적인 유전자를 갖고 있습니다.

 이런 과정을 거쳐 인간의 세포 속에 들어간 미토콘드리

아 덕분에 인간은 체내에서 ATP라는 에너지를 얻게 되었죠.

오이카와 : 신핵세포가 뇌고나서 미토콘드리아는 에너지를 ATP형태로 생성(生成) 할 수 있게 되었습니다.

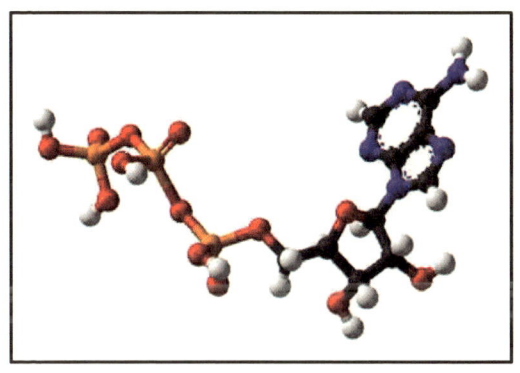

(이미지, ATP의 입체구조, -출처: 위키 백과)

츠루미 : 산소를 얻게 된 생물들은 큰 대가를 지불하게 됩니다. 말하자면 인간은 미토콘드리아 덕분에 에너지(ATP)를 만들어 내는 대신, 활성산소를 떠안게 된 것입니다. 그 결과 생물은 산화하게 되고 노화가 진행돼 빨리 죽어갔습니다. DNA만은 유전으로 계승되어 갔지만.

● 숙명적으로 따라다니는 활성산소의 폐해

사회 : 영국 분자 생물학자 리처드-더킨스가 말했던 것이 생각납니다.

 모든 생물의 주역(主役)은 유전자(DNA)다!

 우리는 선조 할아버지로부터 증손에 이르는 자손까지 모두가 DNA를 갈아타고 살아가는 1대의 자동차에 불과하다는 것입니다.

 활성산소가 존재하기 때문에 생물들은 적극적 행동적으로 큰 진화를 이루어 왔습니다.

 생물의 수명은 짧아졌지만 반대로 DNA는 마치 불로불사와 같다는 것이군요.

츠루미 : 그렇습니다.

사회 : 활성산소는 언제, 누구에 의해 발견되었습니까?

츠루미 : 아마도 미국 네브래스카 대학의 **하-만 박사**였다고 생각됩니다. 1950년대에 「**생체 내에서 활성산소에 의해 초래되는 세포의 장해나 변성이 노화를 촉진한다.**」고 제창 한 것이 최초일 것입니다.

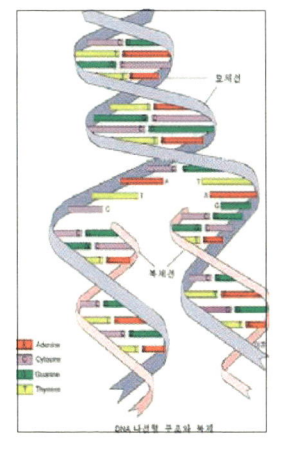
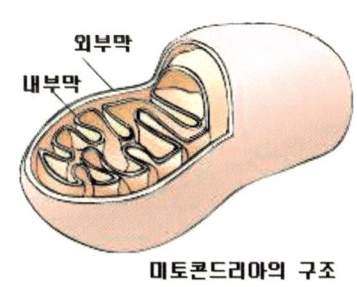

(이미지, DNA 나선형구조/복제, 미토콘드리아 구조, -출처: 위키 백과)

지금도 노화를 잘 설명한 학설로 인정받고 있습니다.

사회 : 산소와 산화, 미토콘드리아와 에너지, 활성산소와 암, 노화의 상관관계에 대해 생각해보면 뭔가 생명의 본질 같은 것이 보입니다.

츠루미 : 그렇습니다. 20억 년 전의 진핵세포 탄생으로 되돌아가 생각한다면, 에너지를 얻은 대가로 활성산소의 폐해가 존재하게 되었습니다.

암에 대한 새로운 문이 열리게 될 것이라 기대합니다.

사회 : 앞에서 이야기 했던 23억 년 전의 지구로 거슬러 올라가 원점에서 생각해야 한다는 말씀이군요.
 요컨대 ⊖(마이너스)수소이온과 미토콘드리아, 활성산소 이 3가지가 키워드가 된다는 것인가요?

● <u>생명의 본질을 담당하는 미토콘드리아</u>

오이카와 : 미토콘드리아를 논한다는 것은 매우 흥미 깊은 테마라 생각됩니다. 암에 대한 새로운 문이 열릴 수도 있으니까요.
 미토콘드리아는 ATP를 만들 때 산소를 사용해 에너지를 생성합니다. 유성생식(有性生殖, Sexual reproduction, 암수의 구별이 있는 두 생식 세포가 결합하여 새로운 개체를 만드는 생식법)이나 번식력, 세포의 아포토시스(자멸), 생체의 노화에서 죽음에 이르기까지 생명 본질에 깊게 관여하고 있습니다.

사회 : 미토콘드리아에 관한 재미있는 이야기가 있습니다. 1980년대 후반에 캘리포니아 대학교의 아란 윌슨교수가 「이브 가설」을 주창했습니다.

인류의 선조는 누구일까?

대단히 흥분했던 기억이 납니다.

인간은 수정할 때 남성 미토콘드리아는 제거되어 전달되지 않습니다. 말하자면 수정란의 미토콘드리아는 모계(母系) 즉 여성을 통해서만 전해집니다.

지구상 인간들의 조상을 거슬러 올라가면, 인종과는 관계없이, 단 1인의 여성에게 다다릅니다. 대략 10만에서 17만 년 전 아프리카 사바나에서 탄생했다고 합니다.

이른바 호모사피엔스의 고향, 모든 인류가 다다르는 맨 앞의 조상, 넓은 의미로 인류는 모두 같은 형제라고 하는 것입니다.

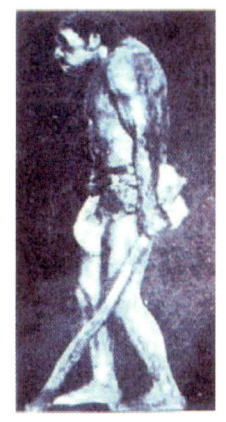

(사진, 네안데르탈인 복원도)

발표 당시 미심쩍다고 생각한 사람도 많았었지만 지금은 정설이 되었습니다.

한때 관심을 부른 네안데르탈인과의 교잡 유무에 대해, 미토콘드리아를 조사한 결과 일절 교잡(交雜)이 없었다고 합니다.

참고로 남성에만 있는 Y 염색체에서 인류 시조에 이르는 것도 가능합니다. 역시 10만 년 전 후가 인간의 최초 모습이라 합니다.

● <u>생명의 진화에서 암을 재점검하면</u>

츠루미 : 세포 속으로 들어간 미토콘드리아는 생명에 아주 많은 영향을 준 것은 틀림없습니다.

생물의 진화도 같다고 할 수 있습니다. 세포속의 핵은 유전자로서 설계도 역할을 합니다.

인간과 침팬지의 DNA는 98% 공통됩니다. 쥐와는 80%, 지렁이와는 60%, 놀라운 것은 대장균과도 40% 유전자가 일치합니다.

사회 : 생명의 탄생은 38억 년 전이라 합니다. 단 하나의 생명에서 시작되었겠지요. 이제는 그 생명도 3,000만종이

상으로 나뉘었습니다. 지구와 생명의 관련성, 생명의 진화, 특히 산소와 진핵세포의 탄생에 대한 재인식도 필요합니다.

● 새(鳥)는 왜 장수하는가?

츠루미 : 조금 전 이야기로 돌아가시죠. 20억 년 전에는 독(毒)이 가득한 산소로 넘쳤던 시대입니다.
 이제까지와는 반대로 독(毒)이 강한 산소를 이용해 에너지를 생산하기 시작했다고 하는 것입니다.
 그러나 활성산소가 생겨 몸이 녹슬게 되고 수명이 단축됐습니다. 주목해야 할 것은 예외도 있다고 하는 것입니다.

 조류(鳥類) 즉 새의 경우는 미토콘드리아에서 나오는 활성산소의 양이 매우 적습니다. 아마도 새로 진화한 시기에는 지구상에 산소가 매우 적었던 모양입니다.
 산소를 적게 흡입하면 활성산소도 적게 발생합니다.
 그로인해 노화도 늦출 수 있었습니다. 포유동물과 달리 새는 수명도 비교적 긴 편입니다.

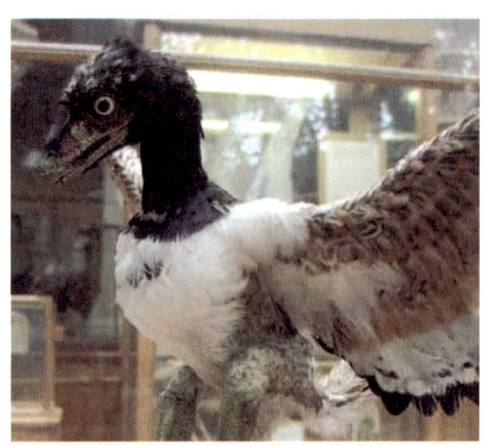

(사진, 시조새 ~ 쥐라기 말기, -출처: 위키 백과)

앵무새는 100년 이상, 앨버트로스라는 새는 150년 이상이나 사는 경우도 있다고 합니다. 갈매기도 70~80년이라 합니다.

새들은 산소를 잘 이용하기 위해 폐(肺)에 많은 공기주머니를 만들어 효율을 높였습니다. 세계에서 제일 높은 히말라야 산맥, 1만 미터를 넘어가는 기러기도 있습니다.

산소도 적고, 환경도 열악할 것입니다. 튼튼해서 히말라야를 넘을 수 있다기보다 적은 산소로도 살아갈 수 있는 체질 즉 활성산소 발생이 적은 구조라는 이점을 가지고 있습니다. 그래서 노화가 늦고 오래 산다고 할 수 있죠.

사회 : 코끼리와 쥐의 관계도 비슷합니다. 코끼리는 몸이 매우 크지만 대사가 늦고, 쥐는 매우 빠릅니다.

체중에 비해 에너지 소비량은 10배나 차이가 납니다. 쥐는 산소소비량이 많기 때문에 활성산소량도 많습니다. 느긋하게 사는 코끼리는 장수하고, 출랑출랑 빠르게 뛰어다니는 쥐는 단명(短命) 할 수밖에 없습니다.

재미있는 일은 60년 된 코끼리도, 2년밖에 살지 못하는 쥐도, 심장 박동수는 일생동안 거의 같은 수치라고 하는 것입니다. 대략 2억 5,000만회라 합니다.

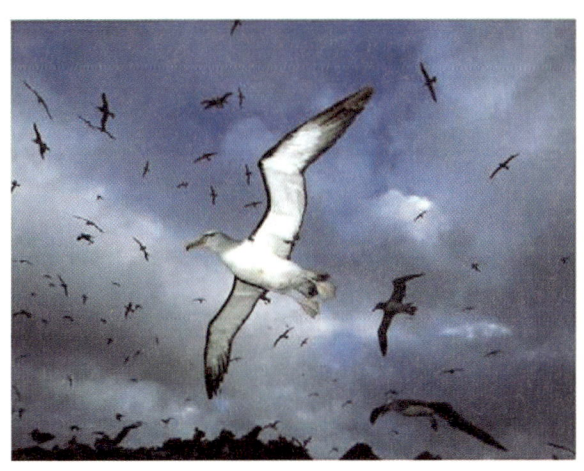

(사진, 앨버트로스~세계에서 가장 크고 멀리 나는 새)

수명과 활성산소 발생량과의 관계는 매우 밀접합니다. 조류도 마찬가지입니다.

츠루미 : 인간도 활성산소를 잘 조정하여 산화되지 않고, 녹슬지 않도록 살아가는 것이 매우 중요합니다. 녹이 슬더라도 끊임없이 활성산소를 제거하며 살아가야 한다는 것을 명심해야합니다.

오이카와 : 몸이 녹(rust)과 관계가 있다고 하면 늙은이 냄새도 녹의 일종입니다. 손자가 싫어하는 늙은이 냄새의 원인은 활성산소로 산화된 체내 지방 냄새라고 할 수 있습니다.

츠루미 : ⊖(마이너스)수소이온(하이드로젠)을 섭취해 미토콘드리아의 활동을 늘린다면 늙은이 냄새도 많이 줄어들지 않을까요? (*)

4. 왜 ⊖(마이너스)수소이온 인가?

● 활성산소를 제거하고 면역력을 높이자.

사회 : 산화와 환원이라는 관점에서 이야기한다면…….

츠루미 : 간단히 말하면 수소를 빼앗긴 것이 산화, 산소를 얻는 것도 산화! 수소를 붙이는 것이 환원, 산소를 거두어 버리는 것도 환원입니다.

⊖(마이너스)수소이온이 활성산소와 결합하면 **물**(H_2O)이 되어 몸 밖으로 배출되게 됩니다. 요컨대 환원되어 몸이 건강해진다는 것이죠.

나는 ⊖(마이너스)수소이온 건강기능식품을 치료용으로 사용, 놀라울 정도로 많은 암환자를 치료해왔습니다. 이런 결과들을 생각한다면 앞으로의 의료는 크게 바뀌어야 한다고 강조하고 싶습니다.

오이카와 : ⊖(마이너스)수소이온은 항산화능력이 높을 뿐 아니라, 면역력을 높여주고, 면역력을 회복시키는 힘도 있다는 것이 밝혀졌습니다. 물론 100%짜리면 더 좋겠죠.

예를 들어 활성산소로 억눌린 암억제유전자를 원래대로

되돌린다는 것입니다. 면역력을 높이는 매우 뛰어난 작용입니다.

사회 : ⊖(마이너스)수소이온에서는 추가적으로 다른 어떤 효능이 기대되는지요?

오이카와 : 항산화물질에는 여러 가지가 있습니다. 예컨대 비타민도 그렇습니다. 비타민은 항산화력을 발휘한 후 비타민 자신이 산화비타민 즉 활성산소가 되어버릴 수도 있습니다.

 그런데 ⊖(마이너스)수소이온은 **산화된 비타민을 다시 환원시키는 일도 가능합니다**. ⊖(마이너스)수소이온은 비타민제나 약(藥)의 복용량을 줄이는데도 효과적으로 활용될 수 있다고 생각합니다.

 또한 화장수 용도로도 기대됩니다. 수소는 우주에서 가작 작은 원소이기 때문에, 세포 속 구석구석까지 들어가, 활성산소를 제거하기 때문입니다.

 멜라닌에 의한 색소도 환원시켜, 세포본래의 힘을 되살아나게 하는 것도 가능합니다. 또 하나 중요한 것은 노화를 막고 젊음을 유지하는 기능도 있다는 것입니다.

츠루미 : ⊖(마이너스)수소이온식품(하이드로젠)을 복용한 여성들은 1주일 후쯤 화장이 잘 받게 되었다고 모두가 말하고 있습니다.

● <u>다이어트, 화분(花粉)증에도 효과 있다.</u>

오이카와 : ⊖(마이너스)수소이온은 체내의 지방 대사를 활성화시키므로 다이어트에도 유용합니다. 당대사도 좋아집니다. 당뇨병이 있는 사람들한테 매우 유용하고 부작용도 일절 없습니다. ⊖(마이너스)수소이온은 산화되지 않기 때문입니다.

츠루미 : 백내장이 되지 않게도 합니다. 수정체 혼탁이 예방됩니다. 수정체의 대부분을 형성하고 있는 것은 시스테인(cysteine, 아미노산의 한 가지)입니다. 백내장은 시스테인의 SH결합(유황과 수소가 결합하는 것)이 산화에 의해 일어납니다. ⊖(마이너스)수소이온은 시스테인의 산화를 제거하기 때문에 백내장을 예방합니다. 백내장이 이미 진행 되고나서는 약간 무리입니다만.......

사회 : 알레르기 질환에 대해서는 어떻습니까?

비타민의 종류

이름	화학 이름	성질	결핍 시	기능 및 효능, 효과
A	레티놀	지용	야맹증	성장촉진, 시력 유지, 피부건강
B1	티아민	수용	각기,식욕부진,피로,권태	신경조절, 식욕증진, 각기예방
B2	리보플래빈	수용	구순구각염, 안질, 설염	세포기능 발육, 점막보호
B3	니코틴산,니아신	수용	니코틴산결핍, 체중감소	당대사 촉진 에너지 합성
B4	카르니틴	수용		
B5	판토텐산	수용	성장정지, 체중감소	CoA의 생화학적 역할
B6	피리독신	수용	피부병, 빈혈	아미노산 이용. 효소작용, 신경
B7	비오틴	수용	피부염, 성장정지	지방,단백질,핵산합성, 당대사
B9	엽산	수용	설사,위장염,설염,구내염	적혈구,핵산합성.점막보호
B12	코발라민	수용	악성빈혈	조효소 작용
C	아스코르빈	수용	괴혈병,출혈, 체중감소	콜라겐생성,호르몬.해독강화.
D	칼시페롤	지용	구루병,골연화증, 다공증	뼈, 치아도움. 인의 양 조정.
E	토코페롤	지용	노화성, 불임증	산화방지,혈관보호,근육정상. 생식기능강화.
K	메나디온	지용	혈액응고지연,영아출혈	혈액응고

오이카와 : 유전자 활성화를 위한 동물실험, 예컨대 노화촉진모델쥐에게 ⊖(마이너스)수소이온을 투여하면 어떤 유전자가 나타날까? 면역계의 알레르기(면역 글로브린)에 관세하는 유선사가 활성화된다는 보고가 있습니다. 알레르기에도 효과가 있다는 것입니다.

사회 : 화분증(花粉症)에도 훌륭한 평가가 있습니다.

⊖(마이너스)수소이온에는 항산화 작용뿐만 아니라, 면역 글로브린(폐, 피부, 점액막에 있게 되며 꽃가루, 곰팡이 포자, 기생충, 동물비듬과 같은 물질에 대한 알레르기 반응. 알레르기가 있는 사람일 경우 IgE 수치가 높게 나오는데 , IgE가 활성화 되면 알레르기에 과민반응을 보이게 됨) 다시 말해 IgE항체의 발현을 억제하는 유전자를 활성화시키는 작용도 있습니다. 이것이 화분증을 억제합니다.

츠루미 : 꽃가루를 이물질로 보아 생긴 IgE항체의 폭주를 ⊖(마이너스)수소이온이 억제하기 때문에 화분증 증세가 나타나지 않게 되는 것입니다. 장기간 사용한다면 근본치료도 가능할 것입니다. 아토피도 동일합니다.

오이카와 : 나도 지독한 화분증 환자였습니다. 나 자신이

실험도 했었습니다. ⊖(마이너스)수소이온을 녹인 물을 코에 뿌리면 **알레르기** 증상이 10분쯤 후에 좋아집니다. 물론 이 때 구연산을 녹인 물을 사용하면 더욱 좋습니다.

츠루미 : **천식**에도 좋습니다.

사회 : ⊖(마이너스)수소이온을 응용한다면 굉장한 일이 일어날 것입니다.
 내 친구의 이야기입니다만.
 예를 들어 오래된 쌀에도 수소건강식품을 약간 넣어 밥을 지으면 새 쌀같이 밥이 맛있게 되고, 커피에 넣으면 커피의 신맛도 사라지고, 약간 산화된 와인에 넣어도 맛이 깊어진다고 합니다.
 빵이나 청국장을 만들 때 사용하면 첨가물을 일체 사용하지 않아도 2배정도 보존기간이 길어지고, 맛도 있다고 합니다.
 음료나 가공식품에 응용한다면 무궁무진하게 상품개발이 가능할 것입니다. 내 친구는 츄잉껌 같은 것은 당장이라도 상품화하고 싶다고 말합니다. (*)

5. 효소와 ⊖(마이너스)수소이온

● 가장 적합한 건강기능식품의 4가지 조건

사회 : 츠루미 선생은 효소연구로 유명한데…….

 효소와 관련한 26권이나 되는 책을 이미 집필하셨죠? 츠루미선생은 언제, 어떤 경위로 오이카와 선생과 콤비를 이루게 되었습니까?

 이론과 임상, 입장이 서로 달라 상호 협력한다는 것은 그리 쉽지 않았을 것이라 생각합니다만.

츠루미 : 나는 예전에 1일 평균 100명의 환자를 진료했습니다. 1인당 5분미만 이었죠. 이런 상황에서는 도저히 제대로 된 치료와 연구를 할 수 없었습니다.

 지금은 하루 6명 정도만 예약 받아, 1인당 1시간 정도에 걸쳐 차분하게 진료하고 있습니다.

 이런 내용을 오이카와 선생에게 보이고 싶었습니다. 환자에게 가장 적합한 건강기능식품에 대해서는 이렇게 생각합니다.

 우선 가장 강한 항산화능력이 있을 것, 다음으로 면역력을 높이는 힘이 강해야 한다는 것입니다.

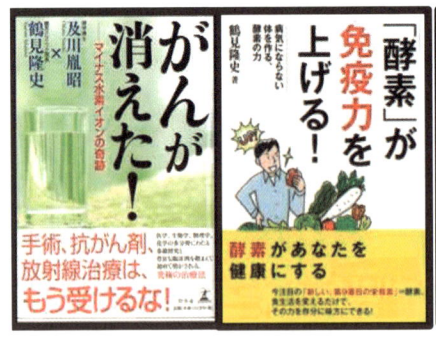 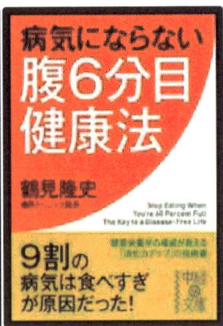

(사진, 츠루미 선생의 저서들의 표지)

분자크기는 작은 편이 좋습니다. 끝으로 치료비용 대비 효과가 있을 것 이 4가지가 포인트입니다.

건강기능식품은 좋은 재료를 사용했다 하더라도, 생산공정에서 산화되어버리는 경우가 많습니다. 유감스럽게도 대형 유명메이커의 건강식품도 그렇습니다.

원래 내 연구테마는 말씀하신대로 효소(酵素)랍니다. 의료용으로 효소를 활용하고 있습니다. 환자에게 사용해 좋은 실적을 올렸다는 점에서는 창시자라고 말해도 좋겠지요. 효소는 건강의 근원인 장(腸)을 조정합니다.

오이카와 : 한 개의 유전자가 한 개의 효소를 만든다. 「One gene-One enzyme」이라는 것이군요.

● 효소와 ⊖(마이너스)수소이온, 운명의 첫 만남

츠루미 : 맞습니다. 인체 안에 있는 일꾼, **효소는 각각 단(單)기능 형**입니다. 한 개의 작용밖에 안합니다. 단백질에 잘 작용하는 프로테아제(protease, 단백질 분해 효소)는 리파아제(lipase, 지방 분해 효소)와는 관계가 없습니다. 아밀라아제(amylase, 전분 가수 분해 효소)도 마찬가지입니다. 그러나 이들 효소의 작용 속도는 놀라울 정도로 빠릅니다.

「적응 분비의 법칙」이라고 말합니다.

효소는 살아있는 물질입니다.

48도 이상에서는 죽습니다. 생야채 예컨대 무(무우) 갈은 것 등을 매일 먹으면 효소작용이 활발하게 됩니다. 강판으로는 뾰족한 것을 사용하는 것이 좋습니다. 섬유를 부수어야 효과가 있기 때문입니다.

효소 작용을 상승시키는 것은 ⊖(마이너스)수소이온입니다. 동시에 효소를 지원하기도합니다. 서로 보완관계에 있다고 말할 수 있습니다.

어느 분의 소개로 오이카와 선생을 만난 것은 2년 전 일입니다만 이후 ⊖(마이너스)수소이온의 효과를 제 몸으로 직접 느끼고 있습니다.

우리의 만남은 필연이었다고 생각합니다.

바꾸어 말하면 효소와 ⊖(마이너스)수소이온과의 첫 만남입니다. 서로 강한 욕구가 있었기 때문에 만난 것이라 생각합니다.

● <u>효소는 세포가 기능을 발휘하기 위한 지원부대</u>

사회 : 츠루미 선생이 효소를 연구하게 된 동기는 무엇이었습니까?

츠루미 : 내가 효소를 처음 만난 것은 **에드워드 하웰 박사의 효소영양학**을 통해서 입니다. 그의 생각은 「효소는 단백질이다.」라는 과거의 정설을 부정하고, **「효소는 세포 기능을 발휘하기 위한 지원부대다」**라는 입장을 강조한 것입니다. 그의 이 공적은 엄청난 것이었습니다.

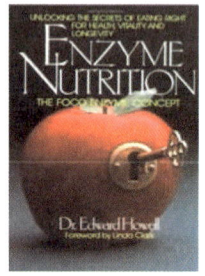 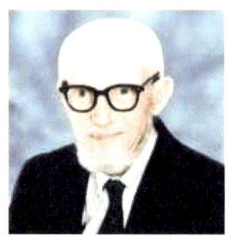

(사진, 하웰 박사의 효소 책 표지, 에드워드 하웰 박사 초상화)

하웰 박사가 50여년에 걸쳐 연구한 위대한 성과와의 만남, 나에게는 「지금까지 전혀 몰랐던 새로운 깨달음!」 그 자체였습니다.

15년 전부터 효소영양학에 기초한 효소의료를 실천하고 있습니다. 효소가 부족한 상태에서는, 비타민이나 미네랄을 섭취한다 해도 결코 건강해진다고는 말 할 수 없습니다.

효소를 섭취할 때 보다 충분하고 효율적으로 활용하기위해서는 적당한 운동이나 반신욕(半身浴) 등으로 몸을 따뜻하게 하는 신진대사도 중요합니다.

효소는 자연계에 날로 먹는 음식에 대량으로 함유되어 있습니다. 한국과 일본의 식생활에는 날로 먹는 것이 많고 쉽게 먹을 수 있기 때문에 장수대국이 될 수 있는 여건이 좋다고 말할 수 있습니다.

예컨대 식물성 발효식품인 된장, 간장, 김치, 절인음식 이런 것들은 많은 효소를 함유하고 있습니다. 숙취의 원인이 되는 아세트알데하이드(acetaldehyde, 숙취의 원인)의 분해도 효소의 역할입니다.

일본인에게는 이 효소가 부족한 사람이 많습니다만 ⊖(마이너스)수소이온을 섭취한다면 효소의 작용이 좋아져 숙취가 경감될 것입니다. (*)

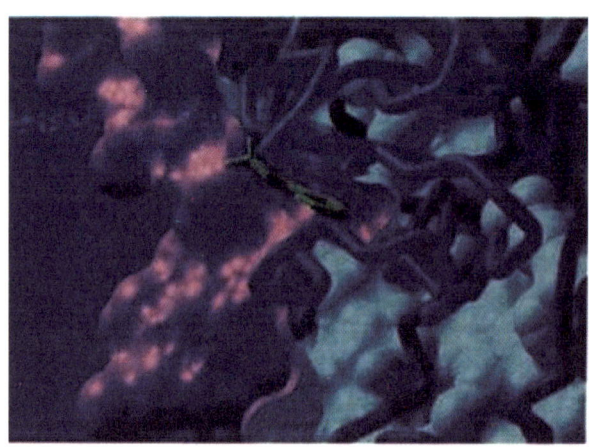

(사진, 컴퓨터로 재구성한 효소, -출처: 한국과학창의재단)

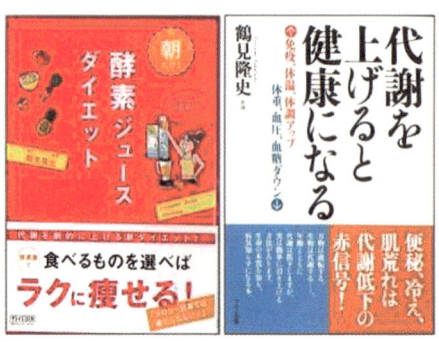

(사진, 츠루미 박사의 효소관련 책 표지)

6. 건강, 의료의 상식을 의심

● 건강관리는 자기책임으로

오이카와 : 츠루미 선생의 임상사례는 매우 유용합니다. 앞으로 일본과 한국의 큰 문제는 의료비입니다. 의료비 원가는 매년 올랐습니다. 지금은 모든 국민의 『셀프 메디케이션 시대, Self-medication(자기치료)』라는 것을 알아야 합니다.

 말하자면 자기 스스로 건강 증진, 건강 유지에 주의해야만 하는 시대가 되었습니다.

사회 : 국가의 재정을 생각한다면, 의료의 모든 것을 국가에 의지해서는 안 됩니다.

오이카와 : 동시에 서양의학과 동양의학의 타협도 중요합니다. 한 사람 한 사람이 병에 걸리지 않도록 해야 하고, 예방을 최우선으로 생각하고, 자기 책임으로 대처하지 않으면 안 됩니다.

츠루미 : 셀프 메디케이션(자기치료)의 첫걸음은 생활습관병

과 단절하는 일입니다. 먼저 식생활을 재점검하고 장(대장, 소장)을 조율하는 것입니다.

효소는 장(腸)을 조정하고 장은 몸을 조정합니다. ⊖(마이너스)수소이온식품(하이드로젠 칼슘)을 먹기 시작한 사람들은 모두가 대장 상태가 좋아졌다고들 말합니다.

그것은 ⊖(마이너스)수소이온과 효소가 서로 보완하고 합쳐 작용하기 때문입니다.

● 장이 건강하면 몸 전체가 건강해진다

사회 : 옛날부터 중국에서는 「큰 나무는 뿌리가 깊고, 좋은 나무는 뿌리가 가늘다」라고 말합니다. 식물에 있어 뿌리는 매우 중요합니다. 넓은 공간에서 잘 자라기 위해서는 그 크기만큼 견고한 뿌리를 펼쳐야한다는 것입니다.

인간의 뿌리는 장(腸)입니다. 소장, 회장, 대장, 직장 어느 곳이든 나무의 뿌리처럼 건강의 기본입니다.

츠루미 : 면역(免疫)의 70%가 소장(小腸)에 있다는 것을 10년 전에 알게 되었습니다. 면역을 관장하는 장소는 흉선(胸線)이다, 간장(肝臟)이다, 골수(骨髓)다 라고 학생시절에 배웠습니다만 결국 **소장(小腸)**이었습니다.

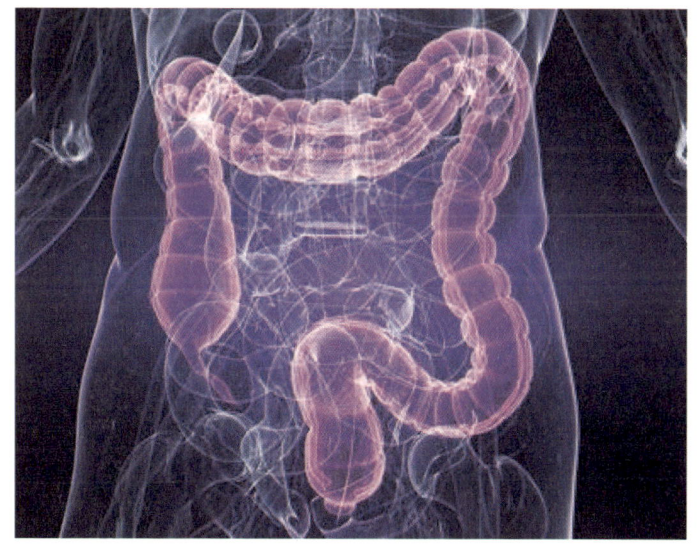

(이미지, 대장 형태)

장이 튼튼하다면, 면역력이 높아져서 건강에 문제가 없을 것입니다.

사회 : 상식을 뛰어넘는 말씀이군요.

의학계에서 계란을 먹으면 콜레스테롤이 많아진다고 말해왔지만 요즘은 그렇지 않다고 말하고 있습니다. 그 근거는 100년 전 러시아의 한 학자가 토끼에게 계란을 먹인 후 콜레스테롤 수치를 쟀더니 크게 증가했다고 합니다. 이런 데이터에 전 세계 의사들이 놀랐던 것입니다. 잘 생각해보면 토끼는 초식동물로서 계란을 먹지 않습니다. 그런데도 의학계에서 1990년경까지 이런 내용을 믿는 것이 상식이었던 것입니다.

츠루미 : 질병에 걸렸을 때 영양을 많이 섭취해야한다는 것도 문제가 있습니다. 너무 잘 먹어 죽을 때, 살이 너무 쪄 있는 것은 의사 입장에서 바람직하지 않습니다.

일반적으로 병원식사는 가열이 지나쳐 효소를 없애버린 식사입니다. 영양사는 칼로리만 계산하고, 음식물의 작용, 효능, 효소의 기능 따위는 생각하지 않기 때문입니다.

● 변 냄새에도 효력 있는 ⊖(마이너스)수소이온

사회 : 다음으로 일반적인 사례를 말씀해 주셨으면 합니다. 인간의 뿌리인 장은 면역력을 높입니다만, 노인요양 중에서 제일 곤란한 것은 기저귀 갈 때의 지독한 악취라고 생각합니다.

대변은 부패균 덩어리이기 때문에 악취를 완전히 없앨 수는 없겠지요? 그러나 악취를 줄이는 방법으로 효소 또는 ⊖(마이너스)수소이온은 어떤가요?

츠루미 : 냄새를 없애는 프로바이오틱스(생균제, 항생물질에 대비하여, 동물의 장내에서 유효하게 작용하는 생균 미생물. 플로라, Flora를 힘유한 배양물)와 프레바이오틱스 2가지기 있습니다.

프로와 프레는 살아있는가 살아있지 않은가의 차이입니다.

프로바이오틱스란 유산균, 비피더스균 등 살아있는 균으로 위산에서 죽지 않고 장까지 가서 대장의 선옥균(善玉菌)을 도와줍니다.

프레바이오틱스란 음식물섬유, 올리고당 등으로서 완전

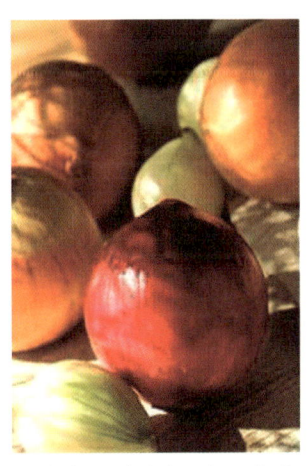

(사진, 프레바이오틱스 야채)

히 죽어있는 물질이 장속에 들어가 선옥균의 재료가 되어, 좋은 유산균이 번식하게 한다는 것입니다.

⊖(마이너스)수소이온 건강기능식품(하이드로젠)은 강력한 프레바이오틱스지요. 유산균과의 협력으로 노인들의 변 냄새를 대폭 감소시킬 것입니다.

생활습관병이나 젊은 여성의 변비에도 굉장히 좋다고 생각됩니다. (*)

7. ⊖(마이너스)수소이온이란 무엇인가?

● 기체도 액체도 고체도 아닌 플라즈마 상태

사회 : 오이카와 박사는 어떻게 해서 ⊖(마이너스)수소이온을 만들어냈습니까? 일반상식이나 정설로는 어려울 것이라 생각되는데…….

오이카와 : 상식에 얽매이지 않았기 때문입니다.

⊖(마이너스)수소이온은 강한 **플라즈마**(plasma, 기체 상태의 물질에 계속 열을 가하여 온도를 올려주면, 이온핵과 자유전자로 이루어진 입자들의 집합체가 만들어진다. 물질의 세 가지 형태인 고체, 액체, 기체와 더불어 '제4의 물질상태'로 불리며, 이러한 상태의 물질을 플라즈마라고 한다.)상태에서만 존재하지는 않습니다. 플라즈마상태란 전자와 원자핵이 나누어져, 전기를 띤 입자로 된 상태를 말합니다.

플라즈마상태는 일반적으로는 기체가 고온이 되었을 때 생긴다고 알려져 있습니다. ⊖(마이너스)수소이온이 상온 상압에서 존재할 수 있다는 것은 생각할 수도 없다고 하는 학자가 지금도 있을 것입니다.

나는 수소저장법의 하나인 금속수소화물을 만드는 방법

으로 ⊖(마이너스)수소이온을 제조했습니다.

금속수소화합물의 하나인 이온결합성수소화물은 수소가 ⊖(마이너스)수소이온 상태로 결합한다는 것입니다.

이 수소화물을 물에 넣으면 이온화되고, H^+와 H^-의 상태로 유도되는 것입니다.

이 수소분자가 ⊕이온과 ⊖이온으로 분극 되는 상태가 바로 플라즈마 상태인 것입니다.

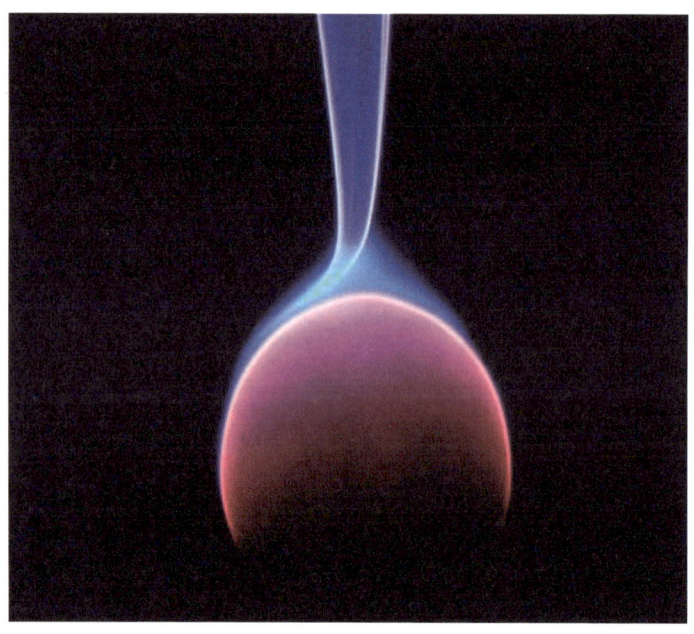

(사진, 플라즈마 램프 안에서 만들어지는 플라즈마, -출처: 위키 백과)

사회 : 오이카와 선생이 이전 논문에서, 모든 물질은 고체, 액체, 기체라는 물성 이외에 또 다른 제4의 물성으로서 **"플라즈마"**를 생각하지 않으면 안 된다고 말했습니다. 전기분해에서도 수소는 발생합니다만 ⊖(마이너스)수소이온과 어떻게 다른가요?

오이카와 : 그렇습니다. 전기분해는 ⊖(마이너스)수소이온이 발생하지 않습니다. 플라즈마는 4차원의 세계입니다.

● <u>연구개발의 원점은 「루르드의 샘」</u>

사회 : 기적의 물이라 하는 프랑스 「루르드의 샘」에 ⊖(마이너스)수소이온이 미량 함유되어 있다고 합니다.

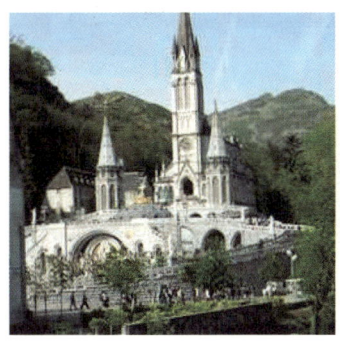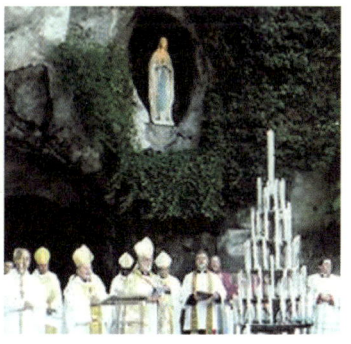

(사진, 프랑스 루르드 성당과 루르드 샘물 입구)

오이카와 : 일본 규수대학 대학원의 시라하따 사네타까 (白畑實隆) 교수의 가설, 나는 그 가설을 실증했던 것입니다. 「루르드의 샘물」을 인공적으로 만들었습니다.

⊖(마이너스)수소이온 생성식품 개발에 대해서 상세하게 설명하면……

⊖(마이너스)수소이온을 만들기 위해 먼저 탄산칼슘을 주성분으로 하고, 알칼리토류금속으로서 칼슘을 함유한 식용 산호칼슘(Ca)을 소재로 생각했습니다.

산호칼슘은 알칼리성금속입니다. 알칼리금속, 또는 알칼리토류금속의 수소화물은 물에 닿으면 수소가스(H_2)를 방

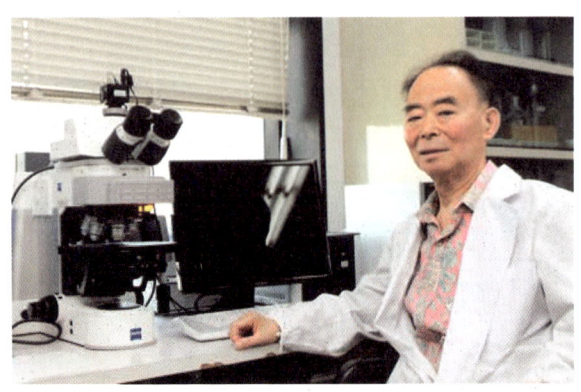

(사진, 오이카와 박사, 연구실에서)

출합니다.

 그래서 산호칼슘을 고온으로 산화소성(酸化燒成)해서, 다시 고온 무산소 상태로 환원소성 합니다. 이 환원소성 산호칼슘을 물에 녹이면 **프로튬**(경수소, 輕水素, protium, 질량수가 1인 수소의 동위원소. 경수소의 원자핵은 중성자를 함유하지 않으므로 프로튬이라고도 함. 99.985% 존재. 질량수 2인 중수소, deuterium 와, 질량수 3인 삼중수소, tritium 이 있음. 중수소와 삼중수소를 통틀어 중수소라고 함.)화 되어, **「전리수소수(電離水素水)」**가 됩니다. 그 속에 ⊖(마이너스)수소이온이 존재합니다.

사회 : 전문적인 것이라서 조금 어렵습니다만 「루르드의 샘물」은 기적의 물이라고 해서, 많은 질병을 치료했다고 전해지고 있습니다. 산호칼슘을 녹인 물은 「루르드의 샘물」과 비교해 어떻습니까?

● 「천동설에서 지동설로」에 필적하는 발명

오이카와 : 우리의 측정에서는 「루르드의 샘물」과 비교가 안 될 정도로 다량의 마이너스(-) 수소이온이 함유되어 있는 것을 확인했습니다.
 앞에서도 전기분해에 의한 수소가스에 대해 말했는데,

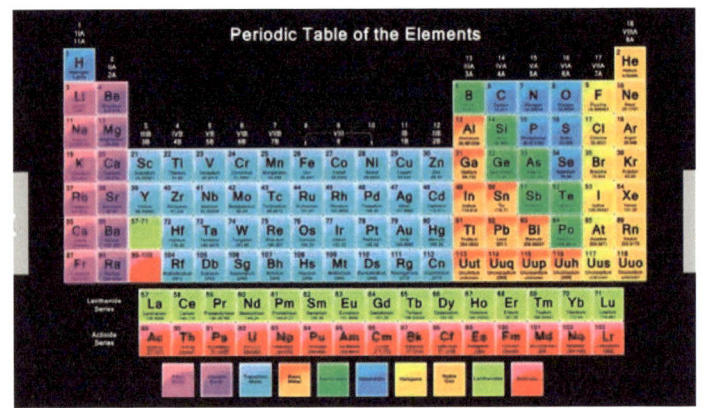
(이미지, 주기율표의 화학 계열)

수소가스 발생 메커니즘에는 2종류가 있습니다.

물이 전기 분해될 때 발생하는 수소가스는 H^+ → H^o → $2H^o$ → H_2로 됩니다.

⊖(마이너스)수소이온 발생식품을 녹인 무산소상태의 전리수소수에서 발생하는 수소는 **H^+ + H^- ⇌ H_2**가 됩니다.

23억 년 전 지구는 고온고압의 무산소환원상태였고, 수소가스는 플라즈마 상태로 H^+와 H^-로 이온화되었습니다. 이 상황을 산호칼슘에 응용해 CaH_2로서, 상온에서 안정된 수소화물을 제조한 것입니다. 물에 닿으면 Ca^{++}와 $2H^-$가 되는 것입니다.

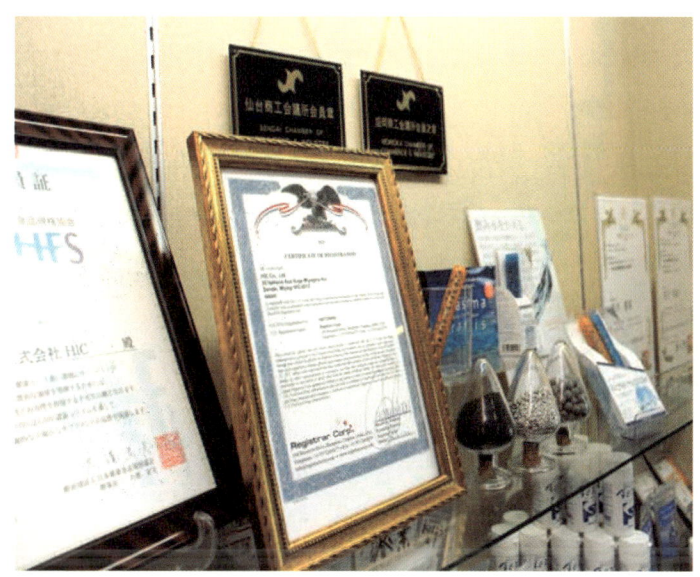

(사진, ⊖수소이온 발생식품과 각종등록증, 특허증, 인정서)

사회 : 코페르니쿠스적 발상이군요.

코페르니쿠스는 천체운동에 대해 관찰한 결과 「지구는 태양의 주위를 자전하면서 돌고 있다.」라는 학설을 발표했습니다.

1년이 365일이라는 것도 폴란드 코페르니쿠스의 연구결과죠. 1543년 발행된 『천체의 회전에 대해』라는 책에 있습니다. 그러나 이 학설은 가톨릭교회에서는 천동설에서 지동설로 바뀌는 중대한 문제 제기였기 때문에 무시되었습니다.

⊖(마이너스)수소이온이 상온상압아래에서도 존재하고, 만들어진다는 것은 「천동설(天動說)」에서「지동설(地動說)」로 갑자기 전환될 수 없었던 것과 마찬가지라 생각됩니다.

그런데 오이카와 선생은 원래 생식면역학이 전문이었고 예전에 인간의 수정란을 테마로 『네이처(NATURE)』의 권두논문도 발표하셨지요?

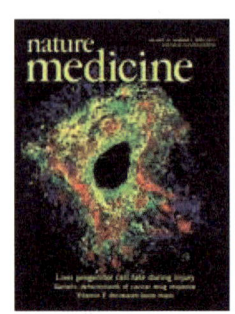

(사진, 『nature』 잡지 표지)

오이카와 : 말씀하신대로 생식면역학이 전공입니다만 생리학, 분자생물학 분야에도 흥미가 있었습니다.

앞으로의 과학은 세분화하는 한편 종합적인 시야, 횡적인 사고, 사물전체의 움직임을 보는 것도 중요하다고 생각합니다. (*)

8. 살아있는 물, 죽어있는 물

● 난초가 물만으로, 비료 없이 몇 년간이나 꽃이 핀다!

사회 : 오이카와 선생의 연구소에는 난(蘭) 꽃이 많이 피어 있었습니다. 몇 년간 일절 비료를 주지 않고, ⊖(마이너스)수소이온이 발생하는 세라믹 볼을 넣어둔 것만으로도 난이 잘 자라고 있다는 이야기를 들었습니다.

꽃이 진 난(蘭)을 짧게 잘라 물속에 넣으면 자연적으로 새로운 꽃대가 나와 다시 성장하고, 새로운 난 꽃이 끊임없이 핀다는 이야기도 들었습니다. 또한 물속에는 푸른 바다풀에서나 볼 수 있는 ⊖(마이너스)수소이온에 의한 생명 활동이 왕성하다고도 들었습니다.

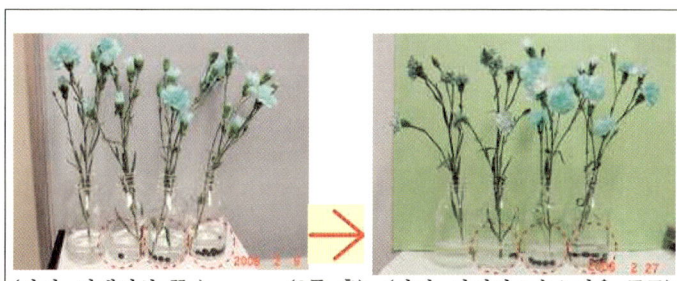

(사진, 카네이션 꽃)   (3주 후)   (사진, 마이너스수소이온 공급)
(2월6일)   (2월27일)

* 원 안(1개, 5개, 10개)이 수소이온을 발생하는 세라믹 볼 숫자

오이카와 : 물속에는 수소만을 먹고사는 세균이 있습니다. 공기 중의 질소를 광합성해서 에너지를 만드는 난초와 서로 공생하고 있으므로 비료는 필요 없습니다.

이것은 ⊖(마이너스)수소이온이 생명과 깊게 관련되어 있다는 증명이며, 학회에도 발표했었습니다.

장래에는 화학비료를 대신해서 다양한 농작물에 넓게 사용하게 될 것입니다. 토양개량에도 유망할 것입니다.

사회 : ⊖(마이너스)수소이온은 앞에서도 설명한 것처럼 고온고압상태 즉 태양이라든가 천둥, 화산 속 그리고 제철소 용광로에만 존재한다고 알려졌습니다.

「루르드의 샘물」도 고농도의 미네랄과 화산이 만들었을 것입니다.

그중에서 상온상압에서 발생한 ⊖(마이너스)수소이온은 일상적으로 발생하는 활성산소 즉 몸의 녹(rust)을 청소합니다.

동시에 세포 속 유전자에 작용하여 면역력을 높이는 것도 가능하다는 것은 매우 획기적인 일입니다.

⊖(마이너스)수소이온을 응용, 많은 의사선생님들이 암(癌)의 근본치료에 도전하고 있습니다. 특히 효소작용과의 상승효과가 기대 됩니다.

오이카와 : ⊖(마이너스)수소이온이 녹은 물은 상온상압에서 살아있는 효소들을 산화시키지 않습니다. 효소 추출에도 매우 나양하게 응용할 수 있을 것입니다.

츠루미 : 정말 획기적인 일입니다.
인간의 몸에 매우 유익한 훌륭한 물질이라 생각됩니다.

사회 : 생명의 불가사의를 느끼는 것 같습니다.
생명이란 무엇일까? 다시 한 번 생각하게 됩니다.

● <u>에너지 생산이라는 생명활동의 신비</u>

사회 : 세포가 살기위해서는 물이 꼭 필요합니다.
 물이 대단히 중요합니다. 세포 속에는 미토콘드리아라는 에너지를 만들어내는 세포내 소(小)기관이 있습니다만 어떻게 에너지를 생산하는지요?

오이카와 : 결론적으로 미토콘드리아는 세포내에서 H_2를 꺼내서 H^+와 H^-로 분해하고, 전자전달계 즉 전자(e-)를 활용해 이것을 세포로 되돌릴 때 ATP를 합성한다는 것이

정설입니다.

 이것은 아주 짧은 시간에 일어나지만, 생체 내에서 플라즈마상태가 생기고 있다는 것이며, 생명활동의 신비중의 신비라고 할 수 있습니다.

● <u>마이너스(⊖)수소이온이 녹아있는 물이란?</u>

오이카와 : ⊖(마이너스)수소이온이 녹아있는 전리수소수에 다른 이름을 붙인다면 알칼리 환원성 미네랄워터라고 할 수 있습니다.

츠루미 : 일반적으로 알칼리이온수라고 하면, 위장장해를 일으키지 않나요?

오이카와 : 그렇지 않습니다. 지금까지의 알칼리이온수와는 다릅니다. 수돗물 같은 일반 물은 ph(페하)가 대개 7 정도지요. 전리수소수의 ph는 10~12정도 입니다.
 이 물을 10배로 희석하면 ph는 1씩 내려갑니다. 알칼리 환원성으로 변화될 때 ⊕이온과 ⊖이온이 안정되게 존재하게 됩니다.
 즉 상온상압에서 수소의 ⊕(플러스)이온과 ⊖(마이너스)

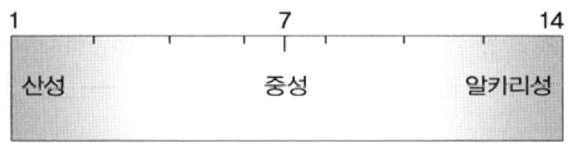

(그림, ph 페하 구분)

이온이 함께 존재합니다. 플라즈마상태가 상온상압에서도 존재한다는 것입니다.

앞에서 ⊖(마이너스)수소이온이 녹아있는 물은 효소 추출에도 유용하다 했습니다.

효소에는 물에 잘 녹는 수용성(水溶性)과 기름에 잘 녹는 지용성(脂溶性)이 있습니다.

한쪽은 확산이 빠르고, 한쪽은 확산이 느립니다. 에너지가 없으면 확산은 일어나지 않습니다. 두 가지 모두 생산이 가능합니다.

전리수소수는 굉장히 고속으로 진동하므로, 서로 다른 성질을 갖는 양쪽 모두를 추출하는 것도 가능합니다.

츠루미 : 물 클러스터가 크다거나 작다는 표현을 자주 듣게 되는데 클러스터(cluster, 복수 이온이나 원자 또는 분자가 결합

하여 만드는 집합체)란 무엇입니까?

오이카와 : 물의 포도송이 같은 상태를 말합니다. 포도송이는 포도 가지에 포도 알이 붙은 상태입니다. 고분자 상태라고 말합니다. 물은 보통 H_2O라고 말합니다만, 실제로 이런 상태로 존재하지 않습니다.

물 분자의 일부는 H^+와 착 달라붙어, H_3O^+라는 형태로 존재합니다. 하이드로늄이온(hydronium ion, 수용액에 녹아 있는 수소 이온)이라 합니다. 이 경우는 ⊕(플러스)이온만 있습니다.

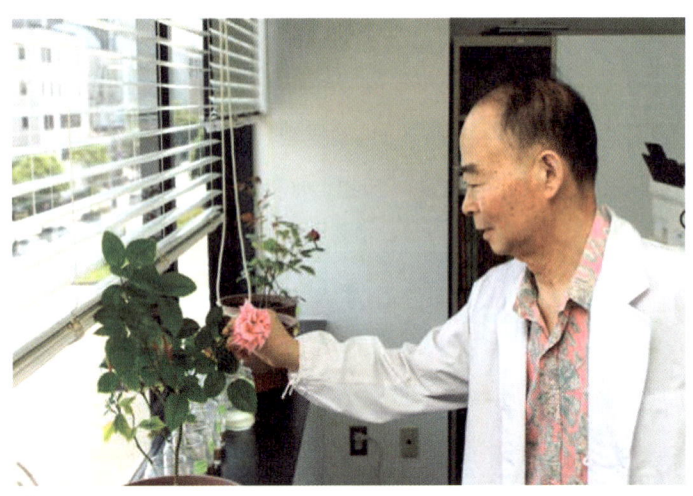

(오이카와 박사는 꽃도 수소로 키운다)

그런데 수소의 ⊕(플러스)이온과 ⊖(마이너스)이온이 함께 있을 때, H^+이온이 붙은 ⊕하이드로늄이온과, 동일한 분자식으로 H^-이온이 붙은 H_3O^- 의 두 가지가 됩니다.

그렇게 되면 ⊕(플러스)이온과 ⊖(마이너스)이온이 서로 붙게 되어 고분자 상태가 됩니다. 이런 것을 클러스터가 크다고 말합니다.

● <u>녹슬지 않고, 효소의 작용도 촉진하는 전리수소수</u>

츠루미 : H_2O 개념을 바꾸지 않으면 안 되겠네요?

오이카와 : 물에는 2종류가 있습니다.

 수소가 풍부하게 녹아있는 물과 수소가 녹아있지 않는 물입니다. 수소가 녹아있지 않는 물을 보통의 물이라 부

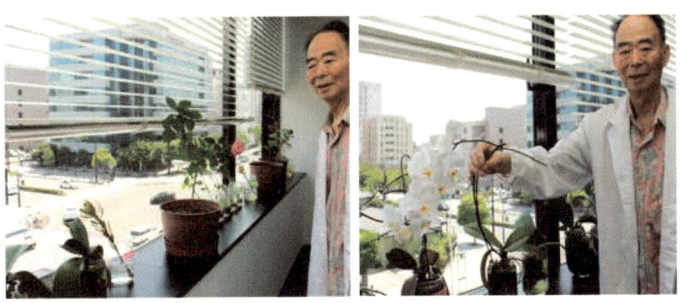

(사진, 오이카와 박사-연구실, 수소수로 식물을 실험)

르는데 ⊕(플러스)수소이온만 포함되어있습니다.

수소가 녹아있는 물은 H^+ 이온과 H^- 이온이 포함되어 있고, 수소분자 H_2 도 포함되어 있는 물입니다.

플라즈마(plasma)상태는「자유전자, 양이온, 중성원자(분자)가 공존하는 상태」라는 정의가 있습니다. 수소가 녹아있는 물이란 플라즈마상태의 물을 말합니다.

⊕(플러스)수소이온만 들어있는 비전리수소수를 마시면 몸이 점점 산화되어 갑니다. 결국 늙어가게 된다는 뜻이죠.

그런데 H^+, H^-, H_2 를 포함한 물 즉 전리수소수는 ⊖(마이너스)수소이온이 포함되어 있기 때문에 젊음을 유지할 수 있습니다.

물에도 2종류가 있다고 하는 것은 매우 중요합니다. **"한쪽은 살아 있는 물, 한쪽은 죽은 물"**이라고 해도 좋습니다.

이 이론은 소립자(素粒子)세계의 이야기입니다만 조건만 맞춘다면 2종류의 물을 만드

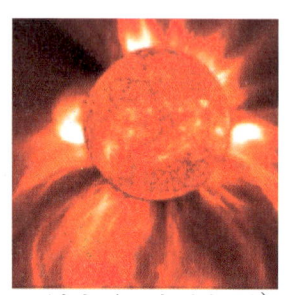
(사진, 우주의 플라즈마)

는 것도 가능합니다.

지금까지의 플라즈마이론은 물리라든가 화학세계만의 이야기였는데 이것을 생명세계에 처음으로 적용했다는 점도 중요 포인드 중 하나입니다.

재미있는 현상을 또 하나 알게 되었습니다. 초음파진동으로 기름과 물을 섞으면 유화(乳化, 융합되지 아니하는 두 가지의 액체가 섞이는 현상)할 수 있는데 보통의 물에서는 시간이 경과하면서 다시 분리되어 버립니다.

그런데 전리수소수, 살아있는 물은 분리되지 않습니다. 단백질을 녹였을 때도 일반 물은 바로 침전해버리는데 전리수소수에서는 균일하게 녹은 대로 있습니다.

이것은 전리수소수가 굉장한 에너지로 진동하고 있다는 것을 말합니다. 이것을 플라즈마진동이라고 하는데 초음

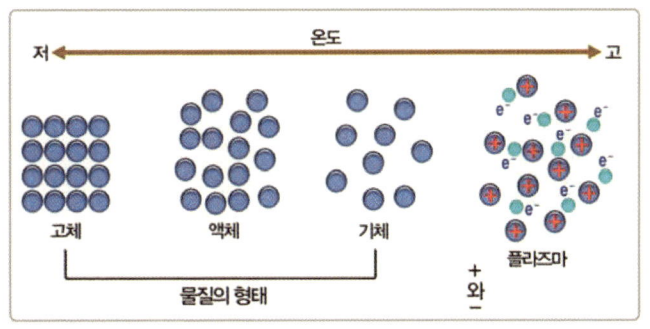

(온도와 플라즈마의 관계)

파 진동의 일종이지요.

츠루미 : 포인트는 상온상압 아래서 플라즈마현상이 일어난다고 하는 것이군요. 기존 상식으로는 생각할 수도 없었던 사실입니다.
 더욱이 그런 물은 효소와 상호 좋은 작용을 한다고 하는 것입니다.
 나는 ⊖(마이너스)수소이온을 잘 활용한다면, 암은 반드시 치료된다는 것에 착안해 의사로서 직접 실천하고 있습니다.

오이카와 : 수소는 효소의 활성제로도 활용됩니다. 효소는 수소를 지원합니다. 순환형태라 할 수 있습니다.
 질병을 치료하는 경우 대사효소를 활성화시키면 치료도 빨라지겠지요. (*)

9. 튼튼한 몸과 편안한 마음을 위해

● 암의 원인 중 35%는 음식물

사회 : 효소로 각종 기능이 좋아진다는 것은 의식동원(醫食同源, 의약과 음식은 근원이 같다는 뜻)이라는 뜻입니다. 입(口)으로 들어가는 것 특히 음식물이 매우 중요하다는 뜻이겠지요.

츠루미 : 「건강(健康)」이라는 단어는 「건체강심(健體康心)」을 줄인 말입니다. 말하자면 몸이 튼튼해야 마음도 편안하다는 것입니다. 마음과 몸이 같이 편안해야 건강하다고 말할 수 있습니다.

건강은 우선 먹거리가 제일 중요합니다.

1981년 영국 옥스퍼드 의대 리처드 돌 박사가 암의 원인에 대해 담배가 30%, 먹거리가 35%라고 했습니다.

화학합성물질들은 갖가지 약품이나 식품의 첨가물을 포함, 효소저해제(酵素沮害劑)가 많습니다. 혈압강하제나 항생물질도 그렇습니다.

화학합성물질이 많이 들어가면 장(腸)도 처리하지 못하게 되고 마음도 몸도 편안하지 못하게 됩니다. 더구나 음식물도, 건강기능식품도 산화된 것은 몸에 좋지 않습니다.

사회 : 안전하고 산화를 막는 음식의 이상적인 상태를 생각할 필요가 있겠군요. 식품을 취급하는 공급자들도 재점검이 요구됩니다. 식품제조 메이커는 당연히 건강을 최우선으로 해야겠지요.

츠루미 : 기름에서 트랜스지방은 추방되어야 합니다. 이미 판매를 중지한 판매점들도 있습니다. 산화된 기름은 강력한 노화 촉진제이기 때문입니다.

암의 원인	국제암연구소	미국국립암협회
흡연	15~30%	30%
만성 감염	10~25%	10%
음식	30%	35%
직업	5%	4%
유전	5%	-
생식요인 및 호르몬	5%	7%
음주	3%	3%
환경오염	3%	2%
방사선	3%	3%

(표, 암의 원인 분석, -국제암연구소와 미국국립암협회)

● 세포에 치명적 피해를 주는 농약, 화학비료

사회 : 농약도 큰 테마지요?

츠루미 : 농약에 대해 하나의 사례를 들어보려 합니다.
 꿀벌의 대량 실종 현상으로 세계 각지에서 문제가 되었던 적이 있습니다. 2006년 미국에서 꿀벌의 4분의 1이 사라져, 꽃에 수정이 되지 않고 해바라기 같은 농작물에 큰 피해를 주었습니다.
 네오니코티노이드(니코틴 살충제)라는 농약이 원인이었습니다. 2006년에는 프랑스 그 후 독일에서도 사용이 금지되었습니다.
 벌의 신경이 마비되어, 시야가 협소하게 되고 방향을 잡을 수 없게 됩니다.
 네오니코티노이드는 흰개미 구제에 사용하는 독성이 강한 농약으로 씻어도 잘 떨어지지 않습니다.
 최대 피해는 토양오염입니다.
 지렁이가 죽어 버려, 비옥한 토지가 점차 없어져 갑니다. 그 결과로 수확(收穫)물의 영양분도 부족해집니다. 농약은 활성산소 덩어리입니다.

연도별 농약등록 품목수 변화 〈단위 : 개〉

연도	살균제 품목	살충제 품목	살균.살충제 품목	제초제.기타 품목	합계 품목	합계 비율(배)
1985	112	137	–	90	339	1.00
1990	156	200	–	111	467	1.38
1995	204	247	–	154	605	1.78
2000	278	336	18	244	876	2.58
2005	395	408	33	410	1,246	3.68
2010	478	415	44	494	1,431	4.22
2011	501	418	46	505	1,470	4.34

(표, 1985~2011 우리나라 연도별 농약등록 품목 수 변화)

한국과 일본에서도 꿀벌이 갑자기 사라져 큰 문제입니다만 네오니코티노이드는 아직도 사용되고 있습니다. (역자 주; 한국의 농약등록 품목 수 변화를 보면 1985년에 비해 2011년은 4.34배에 이른다.)

오이카와 : 한국과 일본 농업은 농약과 화학비료 덕분에 크게 성장한 것도 사실입니다. 그러나 그 피해도 매우 크기 때문에 지금은 농약사용을 줄이고 화학비료 사용을 자제하고, 퇴비로 방향을 전환해야 합니다.

츠루미 : 퇴비라면 참 좋습니다.

그러나 화학합성물질속에는 효소저해제가 제법 많습니다.

항생물질은 세균을 죽이는 한편, 세균의 균막효소(菌膜酵素)를 저해하는 물질이기도 합니다. 균막효소를 저해하면 세포막이 생기지 않게 되고, 세포 그 자체도 죽어버립니다. 장관(腸管)에는 중요한 효소가 많은데 이 효소들을 장으로부터 떼어내 버립니다.

혈압강하제에도 효소를 저해하는 ACE저해제가 있습니다.

● ⊖(마이너스)수소이온과 효소로「행복한 죽음」을

사회 : 앞에서 건강한 식생활을 구체화하는 데는 유기농재배에 의한 살아있는 효소가 중요하다고 했습니다. ⊖(마이너스)수소이온을 더하면 더욱 좋겠다는 것이지요?

츠루미 : 그렇습니다. 4,000년 전 중국에서는 의사의 순위가 있었습니다.

네 번째, 동물을 다루는 수의사(獸醫師)입니다.

세 번째, 수술하는 외과의사(外科醫師)입니다.

두 번째, 약초로 치료하는 내과의사(內科醫師)입니다.

첫 번째, 가장 자리가 높은 의사는 식의사(食醫師)입니다.

왜 식의사의 지위가 높았을까? 건강에 관계가 가장 깊은 것은 입으로 들어가는 음식물이라고 하는 인식이 있었기 때문입니다. 「의식동원(醫食同源)」입니다.

오이카와 : 중국에는 4,000년의 역사를 갖고 있다는 침, 뜸, 지압, 기공 등이 있습니다. 중국 의학에서 경혈과 경혈을 연결하는 경로를 경락(經絡)이라고 하며 매우 중요시 했습니다. 이 경락에 대해 이야기하면…….

⊖(마이너스)수소이온이 유전자(DNA)에서 작용할 때는 몸속에서 네트워크(network)로 움직입니다. 예컨대 ⊖(마이너스)수소이온은 먼저 뇌의 해마(海馬)로 가서, 시상하부(視床下部)를 통해 뇌하수체(腦下垂體)에 작용해 호르몬 분비를 촉진합니다.

이것이 경락의 네트워크입니다.

⊖(마이너스)수소이온이 우울증(憂鬱症)에 좋다고 하는 것도 이런 작용에 의한 것입니다. 세로토닌의 양이 늘어나는 것이지요. 그러나 약물을 복용하면 이 네트워크는 단절되기도 합니다.

사회 : 중국의학은 인체구조에도 잘 맞아, 경락은 현대 의학에서도 중요하게 인식하고 있습니다.

츠루미 : 몸의 녹(rust)을 벗겨내는 ⊖(마이너스)수소이온을 섭취하는 것으로 수명이 다할 때까지 질병에 걸리는 일없이, 『건강한 죽음(바람직한 죽음)』으로 최후의 순간을 맞는다는 것은 매우 훌륭한 일일 것입니다.
 ⊖(마이너스) 수소이온과 효소와 식물섬유를 충분히 섭취한다면 건강의료비도 적게 들고, 건강하게 살다 고통없이 죽는 이상적인 죽음도 가능하겠지요.

사회 : ⊖(마이너스)수소이온의 실용화를 계기로 질병이나 노화의 메커니즘이 재검토되고, 대증요법(對症療法)만의 암(癌) 치료에 대해 새로운 문이 열릴 것입니다.
 츠루미 선생의 암(癌)에 대한 임상사례는 항암제를 비롯한 3대 치료에 의지하지 않는 새로운 방법으로써, 크게 주목받게 될 것입니다. 더욱 건강하여 충실한 인생을 보내시기 바랍니다.(*)

제 2부

전이암(轉移癌), 난치암(難治癌)이 이렇게 나았다.

― 츠루미 다카후미 ―

1. 암의 근본 원인을 끊는다는 발상

● 질병의 원인을 방치하고 치료하는 서양의료

 지금의 서양의료는 각 장기들을 따로따로 생각하고 평가한다. 눈이면 눈, 귀면 귀, 심장이면 심장, 폐면 폐만을 진료한다.
 이 기관은 이래서 좋다고도 설명한다. 협심증이라면 심장 주위를 둘러 싼 관상동맥(冠狀動脈) 어딘가가 좁아진 것이 원인이다. 관동맥(冠動脈)을 확장해야만 한다.

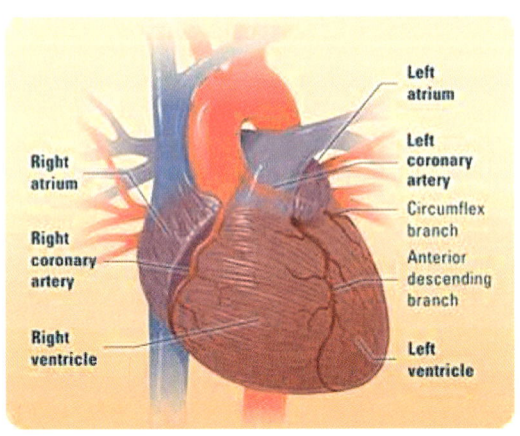

(그림, 심장과 관상동맥, -출처: 미국심장학회)

백내장이라면 수정체가 혼탁해진 것으로, 수정체를 제거하는 수술을 한다.

 위급한 고비를 넘기기 위해서는 서양의료도 없어서는 안된다.

그러나 만성(慢性)병이라면 이야기가 다르다. 대증요법으로는 한계가 있다. 예컨대 개미가 기둥 밑을 파먹어 벽과 기둥이 무너졌다고 하자. 부서진 벽만을 수리하는 것이 서양의료다. 기둥이 썩었는데 겉모습만 좋게 하기 위해 벽만을 고친다면 그 집은 얼마안가 통째로 무너져 버릴 것이다. 개미로 파괴된 집이나 암에 걸린 사람은 같다.

 부분처리는 부분처리로 좋은 경우도 있지만, 결코 인간의 몸이 근본적으로 좋아지지 않는다.

 서양의료는 부분처리에 철저하여 아무리 좋다고 하더라도「그런 현상이 왜 일어났을까?」,「원인을 밝히고 바르게 고치자!」라고는 생각하지 않는다. 협심증의 원인이 관상동맥이 좁아진 것이라면「왜 관상동맥이 좁아졌을까?」라든가, 백내장이었을 때 수정체수술을 하는 것도 좋지만「왜 수정체가 혼탁해졌을까?」를 생각하지 않는다는 것도 이해하기 어렵다.

 언젠가 안과의사에게 「백내장 예방법은 무엇인가?」라고 물었다.「그런 건 묻지 마세요! 백내장 치료만 하면 됩니다.」라고……. 걸린 것만을 치료한다! 이것이 서양의료라는 것이다. 말하자면 원인을 추구하는 것은 필요 없다고 생각하는 것이다.

나는 예전에 어느 의대교수에게 「이 질병의 원인은 무엇입니까?」라고 질문했다. 그러자 「그런 것은 묻지마!」라며 화를 내는 것도 보았다. 서양의료에서 원인추구는 금기시 된다.

그러나 많은 환자에게 원인추구는 대단히 중요하다.

● <u>약 과다처방으로 생기는 중대한 부작용</u>

현실에서 서양의사는 원인추구보다는 약 과다처방에 의한 대증요법(對症療法)이 주요 치료법, 한 치 앞만의 치료만 한다. 문제가 되는 것은 나중에 몇 배의 보복을 받는다는 것이다.

근본원인을 방치한 채, 대증요법 약만을 계속 먹게 된다면 부작용과 새로운 질병이 생기게 된다. 방사선 치료도 마찬가지다. 더 무서운 것은 새로운 병이 그 이전의 질병보다 더 지독할 경우가 많다는 것이다.

위궤양 약을 계속 먹게 되면 몇 년 뒤에 암에 걸리거나 당뇨병에 걸리기도 한다. 항암제를 계속 복용하면 더 깊은 곳으로 암이 전이(轉移)되거나 새로운 암이 생기는 일도 있다. 항생제를 계속 먹으면 진균이 생기거나 체질이 약해지거나 암이 생기는 일도 있다. 부신호르몬제를 계속 믹으면 감염되기 쉬워지고, 백내장에 설리거나, 위궤양에 걸리거나, 골다공증에 걸리거나, 돌연사(突然死) 하는 일도 있다.

어쨌든 어떤 약이든 약을 계속 먹으면 새로운 문제가 일어나기 쉽다.

[표1] 미국의 주된 사인별 사망자수 (2002년)

사망원인	사망자수
심장병	710,760
암(악성신생물)	553,091
의료(醫療)	**225,400**
뇌졸증(뇌혈관 질환)	167,661
만성하부호흡기질환	122,009
사고	97,900
당뇨병	69,313
인플루엔자, 폐렴	65,313
알츠하이머 병	49,558

출처: 『사장된 「제2 맥거번보고」(상)』, 2009

미국의 사망자 수는 심장병, 암(癌) 다음에 「의료 행위에 의한 것」이 3위에 있다. 참으로 놀라운 일이다.

세계의학계에서 가장 우수하다고 평가받고 있는 잡지의 하나인 『미국 의사회 저널』(2002년)에 「의사의 과실」 「약물오용」 「투약」 「수술에 의한 유해사상」이 연간 22만5400명의 환자를 죽음으로 몰고 있다고 밝혔다.

존스 홉킨스 대학 공중보건학부의 바바라 스타필드 박사의 연구보고다.

[표2] 헬스케어(의료)에 의한 사망자수(2002년)

사망 원인	건수
투약 오용	7,400
불필요한 수술	12,000
병원 내에서 기타 예방 가능한 과실	20,000
원내 감염	80,000
약물에 의한 부작용	**106,000**

의료실수 가운데 가장 많은 것은 약물에 의한 부작용이다.

더욱 놀라운 것은 약의 양과 통상적인 복용량으로 이런 일이 일어났다는 것이다. 인(허)가된 약을 바른 섭취방법으로 사용했음에도 죽는 사람이 매년 10만 명이상 이라고 되어있기 때문에 놀라움을 넘어 기가 막힐 뿐이다. 그것도 미국에서 말이다.

나쓰나(松田麻美子)씨는『50대 부터의 초(超)건강혁명』에서 미국인 사망 원인을 한층 더 구체적으로 보고했다.

「미국의 통계에 의하면 의사의 치료에 기인하는 사망자 수는 2001년에는 78만 3,936명에 이르는데 이는 심장병 사망 69만 969명과 암 사망 55만 3,251명을 훨씬 상회해 제 1위」라고 한다.

더구나 이 78만 3,936명이라는 의료과오사(醫療過誤死)는「줄잡아도……」라는 주석이 붙어있다.

그중에 태반이 약에 의한 것이다. 얼마나 서양약이 무서운지 마음에 단단히 새기지 않으면 안 된다.

미국은 일본보다 그래도 낫다.

왜냐하면 일본에서는 의료과오에 의한 사망은 질병사망 원인 상위 50위에도 들어가 있지 않기 때문이다. 일본에서의 의료실수는 없는 것일까? 그럴 리가 없다. 사망원인 해석에 대해 일본인이 너무 조용히 지나가든지 아니면 모르고 지나가고 있다고 생각된다.

● 왜 「당장 좋아지는 치료」가 주류로 되었는가?

지금의 서양의료 방식이 시작 된 것은 겨우 100년 정도다.
서양의료의 「병명 진단 즉 약 투여」라는 대증요법이 현대의료에 있어 주류의 자리를 확보한 이유는 아래와 같다.

① 눈앞의 것만을 좋아 하는 현대인에게 잘 맞았다.
예컨대 항생물질. 항생물질의 투여에 의해 나쁜 세균이 죽게 되어 즉시 좋아진다는 것은 참으로 매력적이다.
나중에 위가 배탈이 나거나, 진균이 생기거나, 면역이 떨어진다거나 하더라도 즉시 좋아졌다고 하는 것을 사람들은 좋아한다. 항생물질뿐만이 아니다. 어쨌든 당장 좋게 하는 방식은 현대인에게 잘 맞아 떨어졌다. 그래서 디지털 의료가 시작되었다.

② 골수조혈설이 주창되고 당연하다고 여겨졌다.
골수조혈설이 당연한 것으로 결정되었다. 장관조혈이라는 사고방식 즉 음식물 ▶ 장 ▶ 혈액 ▶ 전신이라는 연결이 멈춰졌다. 골수조혈설은 1925년 실험에 의해 결정

되었다. 일단 결정된 설은 불변이다. 어지간히 확실한 결정적인 증거가 나오지 않는 한 잘 뒤집히지 않는 것이 의학계 체질이다. 내용적으로 뒤엎을 필요성을 누구도 느끼지도 않는다.

뒤바꾼다 해도 이득이 별로 없다. 장관조혈 때문이라는 「웃음거리」가 되는 연구로 고생하기보다, 관여하지 않는 편이 좋겠다는 식이다. 그래서 원인을 추구하지 않는 형태가 만들어졌다.

③ 의사는 철저하게 고정관념이 박혀있다.

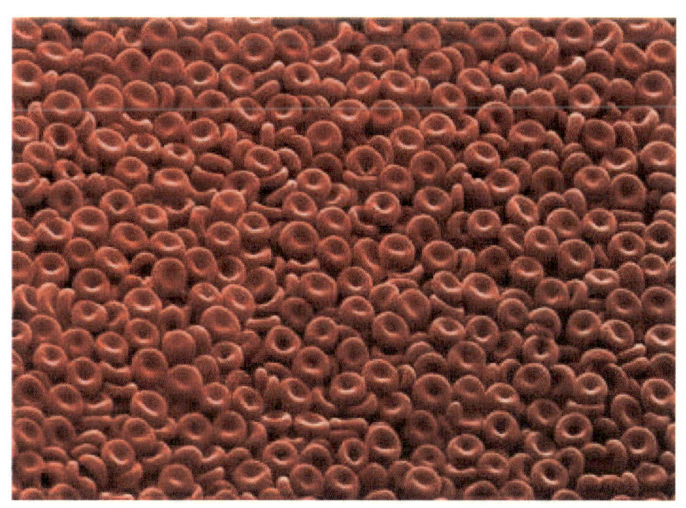

(사진, 적혈구의 모습, 적혈구의 수명은 평균 120일이다)

대학 6년과 의사가 된 후 철저히 대증요법만을 공부했다.

 기본 방침은「빨리 병명을 찾아라!」「자료를 이용해서 병명으로 연결하라!」「병명이 나오면 어떤 약을 사용할까를 생각하라!」「질병 치료는 약으로 하라!」「검사를 진행하라!」「검사에서 나온 것을 파악하고 대처하라!」「원인을 생각해서는 안 된다!」.

 이런 교육을 받게 되면, 착하고 성실한 의사들은 원인을 생각하지 않는 습관이 배어버린다.

④ 개개인 자체가 습관 들여졌다.

 어느 류머티즘 환자가 2번 정도 내 클리닉에서 치료받은 후, 다음과 같은 팩스를 보내왔다.「선생님! 간신히 원인을 알았습니다. H병원에서 검사했는데 나는 류머티즘이 아니고 쉐그린 증후군이라는 것입니다. 병명을 겨우 알았으므로 H병원에서 치료를 받으려 합니다. 선생님 방법도 병행해서 치료받고자 하오니 앞으로 잘 부탁드립니다.」
그녀는 쉐그린 증후군이라는 질병명이 마치 자기 질환의 원인인 것같이 말하고 있다. 쉐그린 증후군이란 자가면역 질환 증상이라는 정도의 병명이다. 원인일 리가 없다. 쉐그린이란 질병발견자(스웨덴 사람)의 이름에 지나지 않는다. 병명을 원인같이 생각하고 있는 사람이 많고도 많다. 환자뿐만 아니라 의사도 같다. 어떤 의사는 자신의 한쪽 손이 저려 고민이었다. 점점 양손이 저려왔다. 그 의사는 이런저런 병명을 모두 늘어놓고는 내게 이렇게 말했다. 「점차 병명이 좁혀졌네요. 병명을 알았으니까 치료하기도 쉽겠지요?」

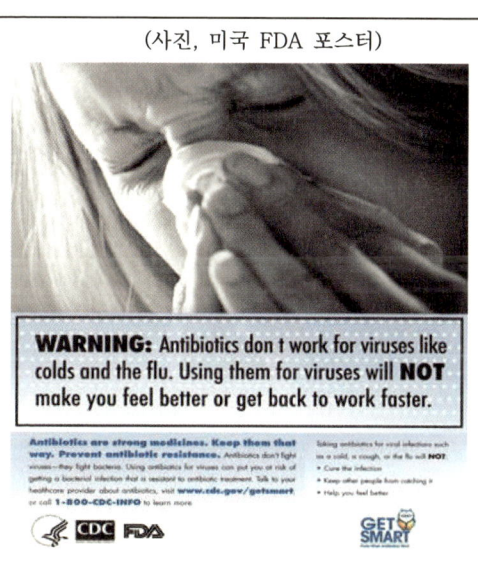

(사진, 미국 FDA 포스터)

(사진설명, 이 포스터는 미국의 병원, 진료소에 있는 것이다. 바이러스성 질환(독감, 감기)에는 항생제가 전혀 도움이 되지 않는 다는 것을 일깨우기 위한 목적으로 디자인 되었다.)

이 의사도 병명을 원인처럼 생각하고 있고, 병명만을 추구했다.

그리고는 약에 결부시켰다. 끝내는 병명진단 즉 약이라는 도식에서 벗어나지 못했던 것이다.

⑤ 20세기는 급성병(急性病)이 많았다.

급성병(急性病)에는 확실히 서양의료가 강하다. 백내장에 걸렸다 하면 원인제거로는 잘 치료되지 않는다.

기흉(氣胸, 늑막강에 공기가 차서 폐가 작아진 상태)은 탈기를 하지 않으면 안 된다. 장폐색도 주사로 안 되는 경우 수술이 필요하다.

급성병에는 역시 현대 서양의학의 대증요법이 필요하다.

이상 ①~⑤의 이유로 현대의학은 원인을 추구하는 방식을 취하지 않았다.

● 질병의 근본 원인은 장의 부패

인간의 질병원인은 몇 가지로 나눌 수 있다.

협심증, 이 질병은 심장 주위를 둘러 싼 관동맥 즉 심장에 영양을 운반하는 혈관이 좁아져 생긴다. 심장에 충분히 영양이 도달하지 않기 때문에 가슴이 심하게 아프게 되거나, 심박상태가 나빠지기도 하고, 치명적인 상태에 이르게 되는 무서운 질병이다.

 이 질병의 원인은 다음과 같다.
① 관동맥 협착 – 직접 원인
② 관동맥 협착을 일으키고, 혈류의 악화나 피의 오염 – 조금 심한 원인
③ 혈류악화나 피의 오염을 일으키는 장의 부패 – 더욱 심한 원인
④ 장의 부패를 일으키는 원인 – 근본 원인

이렇게 말할 수 있다. 이것은 장관조혈설이 아니 골수조혈설에서도 마찬가지다.
 원인 ④는 다음과 같이 집약된다.
 ◇음식물 내용의 잘못(식품첨가물 포함)
 ◇식생활의 잘못(과식 포함)
 ◇과도한 스트레스
 ◇전자파, 방사선
 ◇담배, 잔류농약, 석면, 환경호르몬, 진균류

● 나무에 비유하면, 인간의 장은 뿌리

인간을 나무에 비유하면 한층 명확해진다.

나무 잎은 광합성을 한다. 즉 가스교환을 한다. 인간의 가스교환 장소는 어디일까? 당연히 폐라 할 수 있다. 즉 나무 잎에 해당하는 인간의 장기는 폐다.

나무줄기는 몸이다. 인간으로 말하면 근육이며 피부며 뼈일 것이다. 나무뿌리는 영양과 수분을 토양으로부터 흡수해 전신으로 보낸다. 영양흡수세포가 있기 때문이다.

나무뿌리같이 영양흡수세포가 있는 곳은 우리 몸에서 어디일까? 그것은 장(腸), 공장(空腸)과 회장(回腸)이다.

《그림 1》 생명의 나무

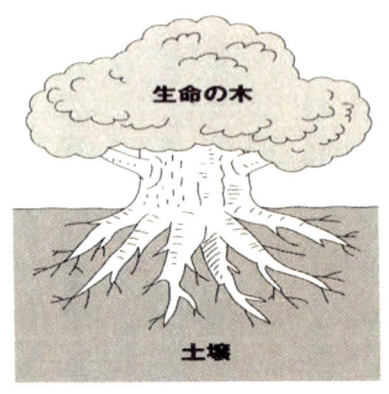

장에는 장융모(腸絨毛, 주름의 표면에 길이 0.5~1.5mm의 털) 밖에 없다. 소장에는 장융모가 3,000만 개나 존재하고, 1개의 장융모에는 5,000개의 영양흡수세포가 있다. 소장전체에는 1,500억 개의 영양흡수세포가 존재한다. 나무의 뿌리에 해당한다.

토양은 어디일까? 당연히 장의 가운데일 것이다. 섭취한 영양은 소화된 형태로 소장에 존재하게 되는데, 토양 그 자체다.

나무의 수액(樹液)은 인간의 혈액이나 림프액일 것이다.

토양이 썩었다면 수목(樹木)은 어떻게 될까? 금방 말라버릴 것이다. 토양이 부패하면 나무가 마르는 것 같이, 인간도 질병에 걸릴 것이다. 말하자면 질병은 소장의 부패를 출발점으로 한다.

● 장 ▶ 혈액 ▶ 세포는 삼위일체

나는 앞에서 근본 원인 ④를 「장의 부패를 일으키는 원인」으로 기술했다. 여기에서 약간 혼란스러운 사람도 있을 것이다. ③에서는 「혈류의 악화나 피의 오염을 일으키는 장의 부패」, ②에서는 「혈류의 악화와 피의 오염」이라했다.

이것은 또 무슨 뜻일까?
라고 생각한 사람도 있을
것이다.

인간을 나무에 비유한 것
으로 이해해 주기 바란다.
인간의 신체에는 다음과
같은 연관성이 있다.

음식물 ⇨ 위, 소장에서
소화 ⇨ 영양소흡수와 분
변형성 ⇨ 혈액에 들어간
양소가 전신으로 ⇨ 세포
조직 ⇨ 에너지대사.

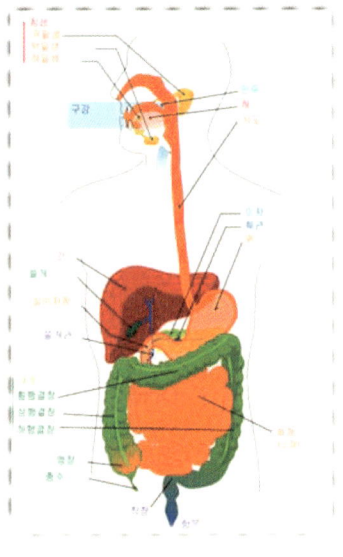

(소화기관, -출처: 위키 백과)

다시 말하면 음식물 ⇨
장 ⇨ 혈액 ⇨ 세포(조직) 로 된다. 장, 혈액, 세포는 삼위
일체다.

그리고 이 흐름에 따라 만성질병이나 암을 표현하면 다
음과 같다.

해로운 먹을거리(잘못된 생활방식 또는 과도한 스트레
스) ⇨ 장내 부패 ⇨ 혈액 오염, 대변 내용 악화 ⇨ 세포
악화 ⇨ 질병과 증상

● 일본 미국에서 갑자기 퍼진 새로운 영양학이란?

 내가 연구한 영양학은 「일반 영양학」이 아닌 「효소 영양학」이다. 훨씬 알기 쉽고 이론적이라 할 수 있다.

 효소 영양학의 창시자는 미국의 에드워드 하웰(Edward Howell, 1898~1986)이다.

 그는 「효소는 단백질이다」라는 학계의 잘못된 관점을 바로잡아, 효소의 진실을 추구하려고 노력했다. 그의 노력 덕택으로 효소와 단백질은 분리하여 생각할 수 있게 되었고, 효소가 어떻게 작용하는지 더 명백해졌다. 그의 공적은 이루 가늠할 수 없을 정도로 크다.

 일반영양학에 50년이나 늦은 효소영양학이 겨우 대학에서 받아들여지게 되었다. 하웰 박사가 1985년에 발표한 「엔자임 뉴트리션(효소영양학)」 이후 효소영양학은 갑자기 인정받기 시작했다.

 미국 콜로라도 주 덴버라는 곳에는 「뉴트리션 테라피 연구소(NTI)」라는 전문학교가 있다. 이 학교는 영양요법이나 영양학 학위를 취득할 수 있는 학교로 설립되었다.

 이 학교에서는 건강유지 방법과 영양학, 생활습관과 환경문제, 정신과 육체의 연결 등을 교육한다.

 의사, 치과의사 면허증이 있더라도 영양학 분야 공부는

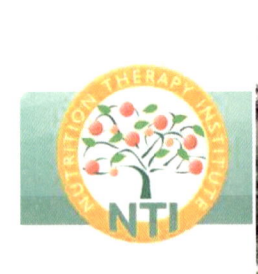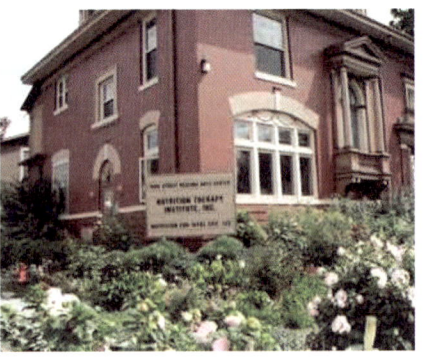

(사진, 미국 NTI-효소영양학의 중심, 마크(좌), 학교건물(우))

하지 않았기 때문에, 이 학교에 입학해서 공부도 할 수 있다.

이 학교에서 가르치는 영양학의 내용은 여러 갈래지만, 효소영양학을 가장 중시한다.

2010년에는 NTI의 일본분교도 개교되었다. (*)

2. 의사가 말하지 않는 항암제의 진실

● 암 3대 치료의 형편없는 성적

서양의료의 암 치료, 이른바 3대요법!!

수술, 항암제, 방사선 요법인데 도대체 어느 정도의 성적일까? 치료성적이란 「나았다!」「완치했다!」라는 것이 기본이다. 그런 면에서 평가한다면 매우 형편없는 성적이다. 특히 항암제와 방사선은 더 비참하다.

● 자기 자신도 하지 않는 항암제를 환자에게 투여

항암제!

지난 65년 동안(2차 대전 후)항암제치료로 완전하게 나은 사람이 있을까? 실제로 완치자가 전혀 없다고 해도 과언이 아니다.

의사들은 「관해(寬解, <의학> "병의 증상이 줄어들거나 누그러짐"」라는 용어는 사용해도, 「완치!」라든가 「낫는다!」라는 단어는 절대 쓰지 않는다.

대학 의학부에서 가르치는 것은 암은 「불가역성(不可逆性)」(역자 주: 비가역성이라고도 함, 즉 원래대로 돌아가지 못함)이라는 것이다. 그 때문에 「낫는다!」라는 것은 있을 수 없다, 조금씩 연명시켜주기만 해도 다행이라는 것이 의사들의 기본 생각이다. 항암제로 암이 낫지 않는다는 증거는 하늘의 별만큼이나 많지만 다음 2가지로 대표한다.

① 미국에서 1970년 이후 실험용 쥐에게 인위적으로 암을 만들어, 항암제를 투여해 실험한 예는 15만 건 이상의 엄청난 수에 이른다. 그러나 완전치료로 결부된 예는 단 하나도 없다는 것이다.

② 일본의 S. T씨라는 평론가가 271명의 암전문의사에게 **「만약 당신 몸에 전이암이 있다면, 당신 자신에게 항암제 치료를 하시겠습니까?」**라고 물었다.
 그 가운데 몇 명의 암전문의사가 항암제를 맞겠다고 했을까? **단지 1명뿐이다.**
 270명의 암전문의사는 「**절대 항암제를 맞지 않겠다!**」고 대답했다. 이때 S. T씨는 또 하나의 질문을 한다.
 「그렇다면 환자가 암으로 병원에 입원했다면, 의사인 당신은 어떻게 하시겠습니까?」라고 묻자, 이 질문에는 암전문의사 전원이 **「환자에게는 항암제를 사용하겠습니다!」**라고 대답했다는 것이다.

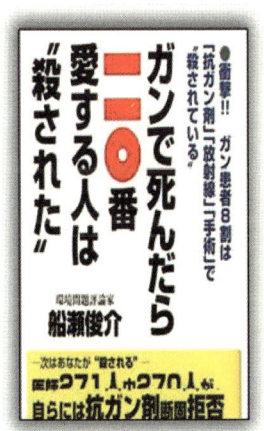

(일본 「암으로 죽었다면 110번, 사랑하는 사람이 "살해되었다"」 책 표지)

②의 예는 일본 후나세 순스케(船瀨俊介)의 책 『암으로 죽는다면 110번』(5月書房)에 쓰여 있다.

이 이야기는 참으로 흥미 깊다. 왜 암전문의사는 자신에게는 항암제를 사용하지 않는 것일까?

그 대답은 다음과 같을 것이다.

① 항암제의 지옥 같은 부작용에 견딜 자신이 없다.
② 항암제의 부작용이 심하다고 해도, 완치만 된다면 의사 자신이 항암제를 사용하겠지만, 절대로 낫지 않는다는 것을 알고 있기 때문이다.

말하자면, 전문가인 의사 자신이 경험을 통해 항암제는 절대 낫지 않는다는 것을 잘 알고 있다.

「저렇게 비참하고 끔찍하게 죽는 방법이라면, 차라리 항암제를 사용하지 않겠다.」라는 결론에 이르러 의사 자신에게는 항암제를 투여 하지 않겠다는 것이다. 암치료전문가는 경험으로, 항암제로 낫지 않는다는 것과 부작용의 비참함을 잘 알고 있기 때문이다.

그렇다면 왜 환자에게는 항암제를 투여하는 것일까? 이유는 다음 4가지다.

① 암에 대해서 조금이나마 효과가 있다고 믿고 있다.
② 환자를 연명시켰다는데 큰 의미가 있다.
③ 암은 불가역성(不可逆性)이라고 배웠기 때문에 낫지 않는 것은 당연하다고 생각한다.
④ 글쎄......, 병원경영 때문이다.

①의 이유는 모순된 이야기지만, 의외로 그렇게 생각하고 있다. 자신에게는 하지 않지만, 다른 사람에게는 「효과가 있다.」라고 생각하고 믿기에 사용할 것이다.

②의 연명시켰다는 것도 정말일 것이다. 암전문의사는

「항암제의 종류를 계속 바꿔서 암을 흩뜨리고 흩뜨려서 연명을 꾀하라.」라는 말을 자주한다.

④의 이유도 예상외로 클지 모른다.

이렇게 말하는 배경에는 역시 ③「전이암은 불가역성(不可逆成)」이라고 배웠던 것이 큰 이유일 것이다. 불가역성이라는 것은 완치가 안 된다는 것이다.

항암제로 연명되었기 때문에 좋은 치료법이라고 배웠다는 것이다. 항암제는 「연명(延命)시켜주었다.」는 것이 대의명분으로 되어있어 의사도 마음의 안식처가 되었을 것이다. 그래서 항암제사용이 계속되고 있다.

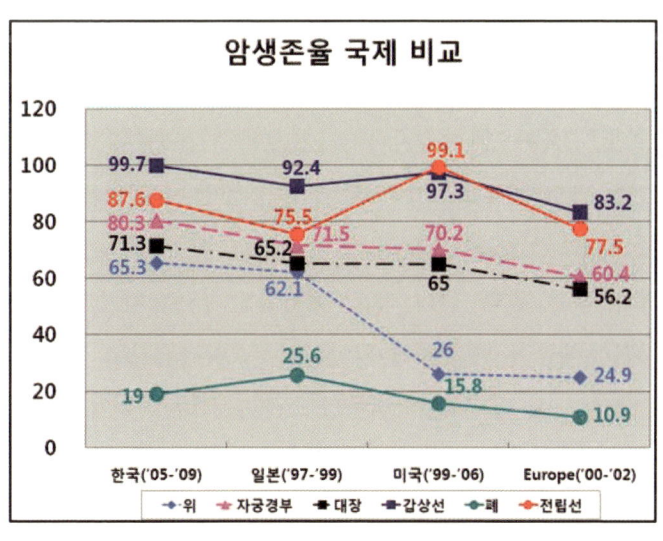

● <u>양심 있는 의사들은 절망하고 있다.</u>

「정말 완치시키고 싶다.」고 생각하는 의사가 없는 것은 아니다. 어느 암전문의사는 내게 다음과 같이 말했다.

「나는 여기서 10년간 근무 했습니다. 처음에는 희망에 불타 들어왔는데 이제는 싫어졌습니다. 정말이지 절망밖에 없습니다.」

이런 말이 의사의 본심일 것이다. 조금도 나아지지 않는 경우와 부작용으로 죽는 사람이 많을 테니까 싫어지는 것도 당연하다. 이런 생각을 하는 의사가 아마도 많을 것이다.

싫다, 싫어! 어떤 때는 왜 모든 의사들이 이런 마음이 들지 않는지 이상하기조차 하다.

● <u>왜 암 전문의는 3가지 치료에서 벗어나지 못하는가?</u>

그 이유는 뭐니 뭐니 해도 배웠다는 것일 것이다. 의사의 치료방법이 매뉴얼화 되어있어, 고정관념으로 그 이상의 생각을 하지 못하기 때문일 것이다.

「암이 전이했다면 낫지 않는 것은 당연하다.」「암은 불가역성이다.」「암에 항암제를 사용하는 것은 당연하다.」「항암제는 예방된다.」「방사선도 유효하다. 수술이 가능하다고 생각되면 도려내는 것이 최고다!」「전이가 있어도 제거 할 수 있다면 잘라내는 편이 좋다.」「암을 죽이지 않고 어떻게 치료될까 보냐?」「암은 미워해야할 것으로 해치워 버리자!」「지금의 항암제는 대단히 우수해졌다. 옛날과 다르다. 부작용이 적어 효과적이다.」「방사선요법은 거의 정상세포에는 닿지 않고 암만을 태워 죽인다.」「암은 확실히 잘라내면 재발하지 않는다.」「암은 무한대로 증식하는 무서운 놈이기 때문에 빠른 시간 내에 제거가 필요하다.」「항암제를 계속하면 치료되는 일도 있을 것이다.」 등등.

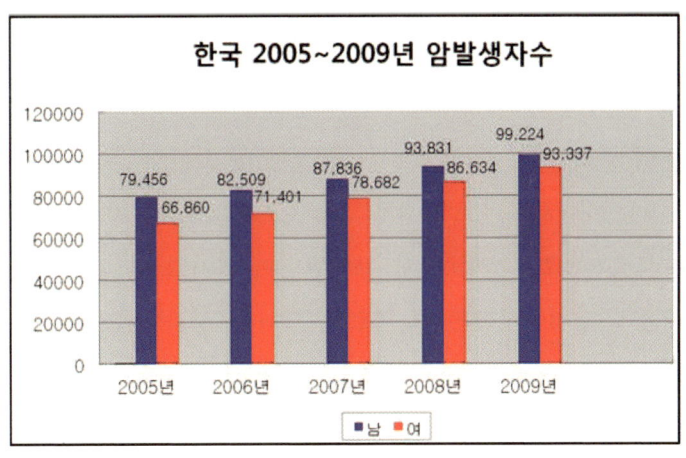

암전문의사는 선배들로부터 철저하게 배운다. 3대 치료방법 외에는 없어 라고 믿게 되고(가르치는 측도 믿고 있지만) 계속 변함없이 그 치료만을 해온 것이다.

그 결과로는 빠르면 몇 개월, 드물게는 몇 년 이내에 심각한 부작용이 생기고, 면역은 떨어지게 되고 새로운 질병이 나타나 비참한 상태로 죽어가는 일이 거의 대부분이다.

암 전문의는 환자가 죽게 되면 「**지금까지 최선을 다했습니다만 유감입니다.**」라는 똑같은 말을 환자 가족에게 하면서 환자의 죽음을 알린다. 그 수가 너무나 많으므로 의사는 아무런 감각도 없이 아주 익숙하고 태연하게 말한다. 그리고 일상생활처럼 3대 치료를 날마다 계속한다.

● 현실에 맞지 않는 암전문의사의 상식

암전문의가 가르친 「상식」은 정말 진실일까?

답은 간단하다. 그 결과를 그림으로 참고 한다면 그들의 상식이 얼마나 현실을 모르고 있는지 파악할 수 있다. 다음 그림들을 보면 암 치료가 얼마나 성과가 없는지 알 수 있다.(그림2, 그림3, 그림4)

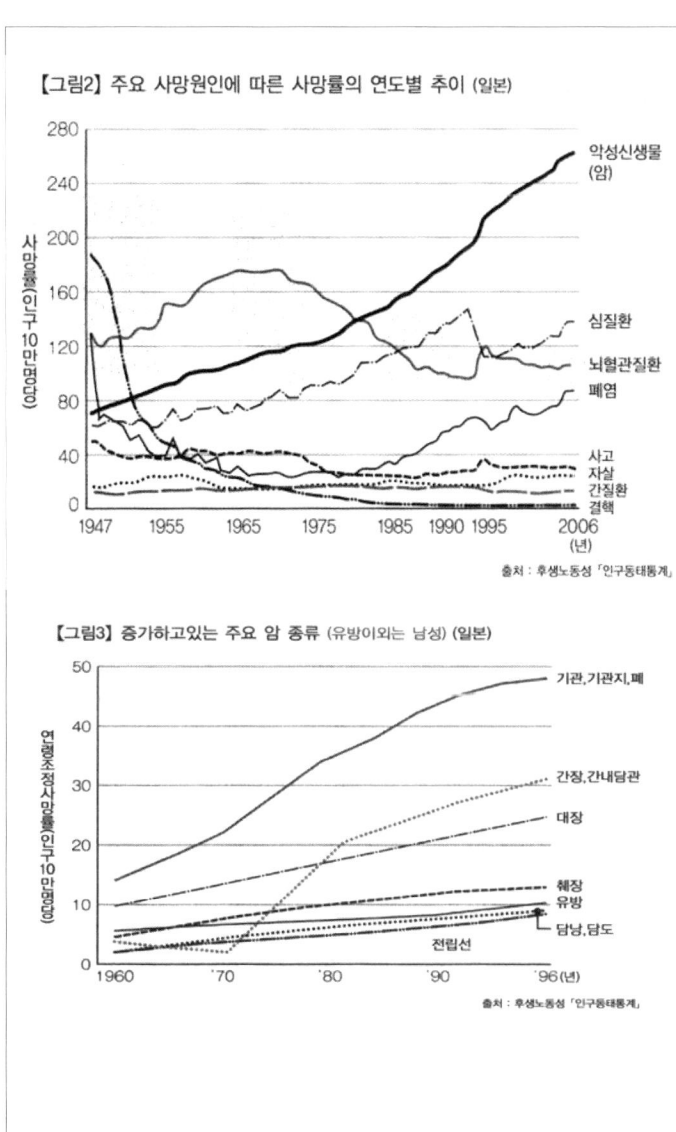

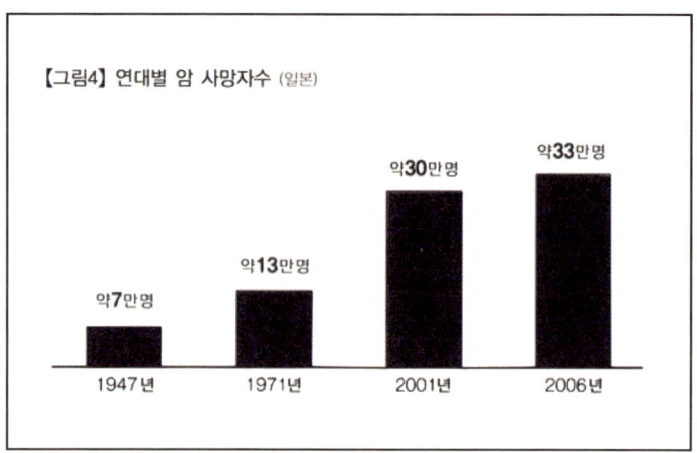

일본에서 암에 의한 사망자수는 1947년에 약 7만 명, 2006년에 약 33만 명, 60년 동안 약 5배로 늘어났다. (그림2, 그림4 참조)

모든 암의 사망자는 매년 늘어났다. 특히 전립선 암, 폐암, 유방암, 간장암, 대장암의 증가가 두드러진다.

줄어든 것은 자궁경부암 정도다. 위암도 다시 증가하고 있다.

● <u>항암제는 연명(延命)은커녕 단명(短命)으로 이어진다.</u>

일본 유방암 조사에서 흥미 있는 결과가 있다.

전이(轉移) 투성이가 된 유방암의 경우를 조사했더니 항암제를 사용한 사람의 9년 생존율은 5%밖에 되지 않았지만, 아무 치료도 하지 않았을 경우 15% 생존했다고 한다. 이것이 사실이라면 아무것도 하지 않는 편이 훨씬 좋다는 것이다.

더구나 이 15%, 아무것도 하지 않는 집단에게 적극적으로 면역요법을 사용했다면 어땠을까? 아마 15%가 아니고 몇 십%가 9년 이상 살지 않았을까? 더구나 완치자도 아주 많이 나오지 않았을까?

여기서 말하고 싶은 것은 「항암제는 낫지 않는다. 그러나 연명할 수 있다.」라는 말도 맞지 않는다는 것이다. 「항암제로는 낫지도 않고, 단명할 뿐이다.」일지도 모른다.

● 수술하지 않는 쪽이 오래 산다고 하는 위암 자료

콘도(近藤誠)씨의 『당신의 암은, 암도 물러나』책 속에 매우 흥미 있는 자료가 있다. (그림5 참조)

위암을 수술하지 않은 환자의 생존율인데 수술하지 않고 방치한 쪽이 훨씬 오래살고,「항암제」집단 쪽이 오히려 빨리 죽었다는 내용이다.

여기서 면역요법과 항암제를 함께 사용했다고 쓰여 있는

이유를 모르겠다. 진짜 면역요법이란 활성산소를 제거하고 면역세포를 활성화하는 방법이기 때문이다. 항암제의 작용은 그 반대다.

여기서 말하는 면역요법이란 림프구라는 면역물질을 정맥주사 하는 방식이 아니었을까? 림프구나 인터페론 등을 암환자에게 주사하면 잠시 좋아지는 것처럼 보인다. 그러나 그 후 급속히 악화되어 오히려 단명 하는 일이 많다.

왜 이런 일이 일어날까?

장(腸)에 70%나 있다는 장관면역이 림프구 또는 인터페

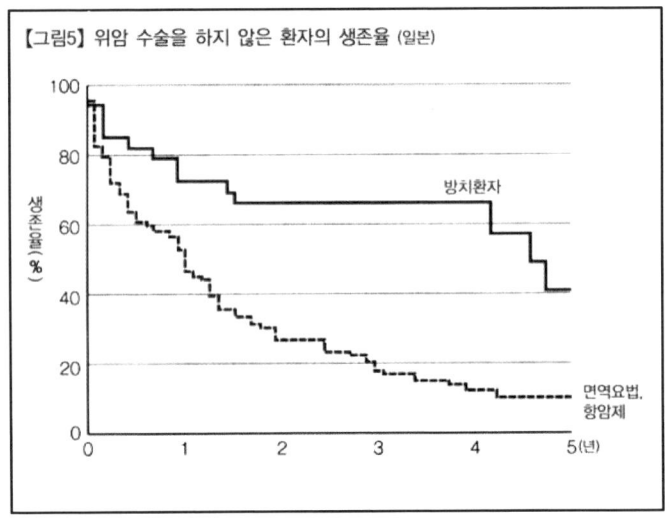

** 위는 <u>방치한 사례</u>(5년 생존율)
** 아래는 항암제 사용(5년 생존율)

론이라는 면역물질을 주입하게 되면, 스스로「나는 몸에 필요 없는 존재다!」라고 인식하게 된다. 그리하여 장관면역 본래의 기능을 발휘하지 않게 되기 때문이다. 말하자면 오히려 면역을 떨어뜨리는 것이 될지도 모른다.

따라서 진짜 면역요법이라고 말할 수 없다. 이런 형태의 면역요법을 쓴다면 그림5에서 본 것 같은 상황이 될 수도 있을 것이다. (수상세포요법 〔樹狀細胞療法, Dendritic cell〕도 마찬가지)

진짜 면역요법이란 식사를 바르게 하고, 환원력이 있고 항산화력이 좋은 건강기능식품을 활용하는 것이다.

뒤에서 자세히 말하겠지만 이것을 무시하면 절대 안 된다.

● 항암제는 일단 좋아진 것처럼 보일 뿐

항암제를 투여한 후 암이 사라진 것처럼 보여도 몇 개월(빠르면 한 달)이 지나면 더욱 깊은 장기로 전이하게 된다.

예를 들면 대장암에 항암제를 투여한다. 일시적으로 대장은 대단히 깨끗해진다. 기쁜 것도 잠깐, 3~5개월이 지나면 이번엔 간에 암이 생긴다. 간장의 4분의 3은 이미

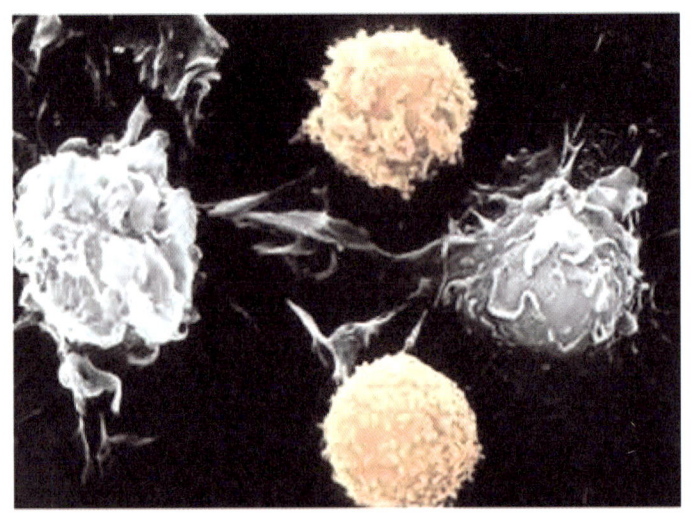
(이미지, 암세포-좌우, 백혈구-상하)

암이 되어 치료방법도 없어 바로 죽는 일이 자주 있다. (이런 증례를 여러 건 알고 있다.)

자궁경부암에 항암제를 사용하면 일단 좋아진 것처럼 보이지만 몇 개월 후 복막이나 림프절, 간장 등으로 전이되고, 죽음에 이르게 된다.

유방암의 폐 전이에 항암제를 사용하면, 역시 일단은 좋아지지만 몇 개월 후 뇌에 전이 되고 그 후 잠시 투병하다가 죽음에 이르게 된다.

이런 경우는 결코 드물지 않다.

다른 암에서도 대개 이런 경과로 몇 개월 후에 암은 더욱 넓게 전이된다. 더욱이 간장, 폐, 뇌, 골 등 매우 곤란한 부위로의 전이다. 이런 예는 정말로 많다. 암은 항암제에 대해 다음 4가지 행동을 취한다.

● 전이로 이러지도 저러지도 못하는 경우가 대부분

① 암은 몰래 빠져나가 깊은 장기에 둥지를 튼다. 그래서 아주 빠르게 사망한다.(단명)
② 암 세포가 내성이 생기고 강해져 오히려 크게 번식하여 빨리 사망한다.(단명)
③ 적당히 암을 죽여, 제법 연명해 2~3년 후에 사망한다.
④ 대단히 좋은 효과로 오래 산다.

내 경험으로 대부분 ①과 ②다. ①과 ②의 경우 머지않아 전신이 나빠져 이럴 수도 저럴 수도 없어 죽어간다.
다음으로 많은 것은 ③의 패턴이다. 항암제를 투여하면 그럭저럭 효과는 있지만 잠시 후 다른 곳에 전이가 일어난다. 같은 항암제로는 효과가 없기 때문에 다른 항암제로 바꾼다. 그렇게 하면 또다시 암은 축소한다. 그러나 그로부터 몇 개월 후에 반드시 또 다른 곳으로 전이한다. 이런 형태로 조금 연명하지만 2~3년, 끝내는 아무런 방법이 없게 되어 죽는 것이 ③의 패턴이다.

　매우 특이한 경우로, 한 여성은(1940년생) 난소암을 절제한 후, 전이되어 항암제 사용, 12년 경과하였으나, 지금도 암이 전신에 있지만 12년이나 살아있다. 이런 경우 항암제도 훌륭하다 할 수 있다. ④의 경우 항암제가 암세포에만 효과가 있고 정상세포가 상하지 않았다는 특별한 예다. 이런 예는 정말로 드물다.

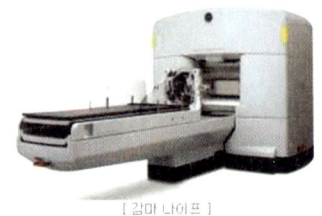

[감마 나이프]

(사진, 감마나이프-방사선치료기)

● <u>암과의 전쟁에서 계속 패배하고 있다.</u>

「왜 우리는 암과의 전쟁에서 패배하는가?」
미국 『포츈』지(2004년 3월호)의 특집이다.
학자도 의사도 전문가도 왜 지금까지의 암 치료 방법이 좋아졌다고 못하는지를 논의한 내용이었다. 다음 문장은 지금까지 했던 방법이 아무런 효과가 없다는 것을 여실히 보여준다.

「2004년 미국국립암센터 예산은 47억 달러(약 5조원), 1971년 이후 총 2,000억 달러(약 220조 원)를 쏟아 부었다. 그러니 암에 의힌 사망자수는 73%나 증가했다.」

● 암세포는 단기간 기하급수적으로 증식한다.

평론가 다찌바나(立花隆)씨는 암 증식에 대해 다음과 같이 말했다. (문예춘추 2008년 5월호)

「모든 암의 시작은 하나의 암세포로부터 시작한다. 하나의 암세포가 증식할 때마다 2배, 4배, 8배, 기하급수적으로 세포수를 늘려간다. 2배의 배수게임을 10회 반복하면 1,000개, 20회 반복하면 100만개가 된다. 30회 반복하면 세포수는 10억 개가 된다.

(암의)존재가 보이기 시작, 검사에서 발견되는 것은 **직경 1cm 무게 1g 세포수 10억 개**가 되고 부터이다.

두 배수 기간(2배의 크기로 증식하는데 필요한 시간)이 빨라져, 암은 기하급수적인 성장을 한다. 이후 또 10회의 배수게임을 반복하면 **직경 10cm, 무게 1kg, 세포수 1조**라는 거대한 암이 된다. 이 정도의 거대 암이 된다면 누구도 견딜 수 없다. 모든 암환자는 그 이전에 죽는다.

(그림, 세포수-2배수 증식의 결과)

```
              ❋
          ❋  (2)  ❋
        ❋❋  (4)  ❋❋
      ❋❋❋❋  (8)  ❋❋❋❋
   ❋❋❋❋❋❋❋❋ (16) ❋❋❋❋❋❋❋❋
❋❋❋❋❋❋❋❋❋❋❋❋❋❋❋❋ (32) ❋❋❋❋❋❋❋❋❋❋❋❋❋❋❋❋
```

(64)(128)(256)(512)

[10회 증식] (1,024)

(2,048)(4,096)(8,192)(16,384)(32,768)
(65,536)(131,072)(262,144)(524,288)

[20회 증식] (1,048,576)

(2,097,152)(4,194,034)(8,388,608)
(16,777,216)(33,554,432)(67,108,864)(134,217,728)
(268,435,456)(536,870,912)

[30회 증식] (1,073,741,824) → 1cm, 1g

(2,147,483,648)(4,294,967,296)(8,589,934,592)
(17,179,869,184)(34,359,738,368)(68,719,476,736)
(137,438,953,472)(274,877,906,944),(549,755,813,888)

[40회 증식] (1,099,511,627,776) → 10cm, 1kg

이것은 일반적인 암에 대한 견해라고 말해도 좋다. 다찌바나 씨만의 사고방식이 아니다. 암 전문가들의 의견도 모두 이와 같다.

● 직경 1cm, 무게 1g, 10억 개의 암세포

직경 1cm, 무게 1g의 암에는 암세포가 10억 개나 존재한다. 그리고 기하급수적으로 증가해 전이투성이가 되면 세포수는 1,000억 개 즉 10^{11}이 된다. 이른바 더블링 타임(2배로 되기까지의 시간)은 점점 빨라지므로 전신에 전이하면 10의 13승에 도달할 것이다.

항암제효과는 기껏해야 10의 5승 ~ 10의 7승까지 수준일 것이다. 10의 7승(1,000만)개도 죽일 수 있을지 불명확해, 혹시 그렇게 해서 조금 작아질지도 모른다는 정도다.

10의 7승개까지 죽였다고 해도, 나머지는 내성이 생겨 항암제의 공격에 꿈쩍도 하지 않고 암이 크게 번식하며 반격한다.

왜 이런 패턴이 많이 발견되는 것일까?

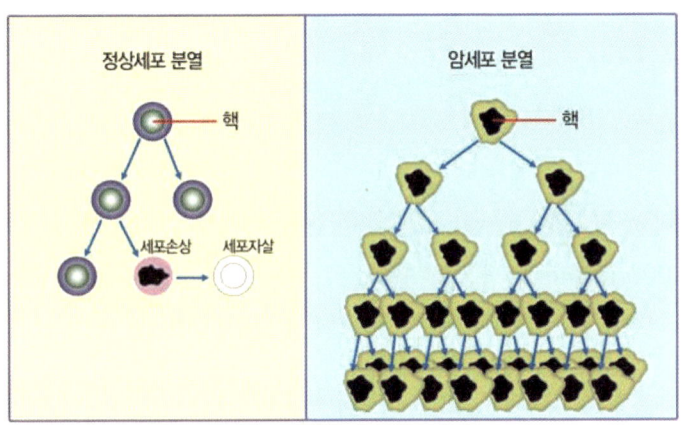

(그림, 정상세포와 암세포의 분열과정 비교)

● <u>X선으로 보이지 않아도 사멸하지 않았다.</u>

 암전문의사는 「노력한 만큼 보람이 있었다.」라는 말을 자주하는데 이처럼 눈앞의 것만 말하는 방법도 없을 것이다. 관해(寬解)에는 불완전 관해와 완전 관해가 있다.
 ◇불완전 관해 - 항암제를 투여해 4주경과 후 암의 크기가 뢴트겐으로 2분의 1로 축소된 경우
 ◇완전 관해 - 항암제를 투여해 4주경과 후 암의 크기가 뢴트겐으로 보이지 않는 경우

 즉 뢴트겐(CT나 MRI)으로 보이지 않거나 반으로 된 경

우를 관해라고 판단해 평가한다. 그것도 겨우 4주간만.

6주~8주가 되어 암이 기세를 되찾아 포동포동하게 커져 있어도, 항암제는 관해했기 때문에 유효하다고 한다.

관해로 보이지 않게 되었다고 말해도 암이 사멸했다는 의미는 절대 아니다. 뢴트겐으로 보이지 않을 뿐 최저 1,000만개의 암세포는 존재할 것이고, 그곳에 존재하지 않더라도 다른 곳으로 도망갔을지도 모른다.

의사들은 이런 상황을 알고 있기 때문에「완치」라는 단어를 쓰지 않는다. 항암제로 낫는다고 생각하지 않는다.「관해」와「완치」는 전혀 다른 의미다.

● 최신 항암제는 좋은 효과, 부작용이 적다라는 거짓말

암전문의사는 곧잘 다음과 같이 말한다.
「새로운 항암제는 옛날과는 달리 부작용도 적어졌고, 또 아주 효과적입니다.」 정말일까?
다음을 보면 그렇지도 않다는 것을 알 수 있다.

① 「브리티시 메디컬 저널」지(2003년)발표
이탈리아의 2명의 약리학자가 1995년부터 2000년까지 유럽에서 승인된 새로운 12 가지의 암치료약 임상실험결

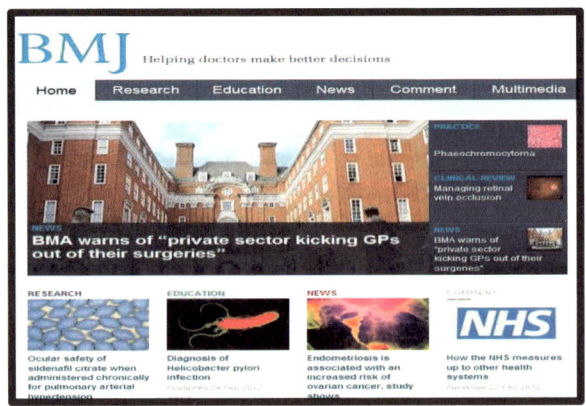

(사진, 영국 브리티시 메디컬 저널 잡지, 홈페이지)

과를 조사해서 적응증마다 표준적인 치료법과 비교 했다.

그 결과 생존율 개선, 환자의 삶의 질(QOL)개선, 안전성 향상 등에서 모든 신약이 아무런 우위성(좋은 점)이 인정 되지 않았다. 그러나 이들 신약에는 오래전 약의 몇 배의 가격이 붙어 있었다.

② 새로운 항암제 임상실험

전립선 암 약, 췌장 암 약 등.

이들은 「획기적 신약」으로 치료에 대폭적인 효과를 발휘한다고 선전하고 있다. 그러나 미국에서 이들 임상실험을 검토한 결과, 기껏해야 2개월 정도 연명하는데 지나지 않는다고 보고했다. (전 콜롬비아 대학교수 마쯔노(松野哲也)에 의함)

새로운 힝암제도 옛날 힝암제와 비교해 별로 변하지 않았다는 것을 알 수 있다.

● 항암제 과다처방, 전이 투성이 암환자의 말로

암 전이 투성이가 되었을 때, 환자가 공포에 사로잡히는 것은 눈앞에 죽음이 보이기 때문이다. 치료해도 낫지 않고, 항암제나 방사선에 한 가닥 희망을 맡겨도 헛되게 끝나는 것을 사람들이 알고 있기 때문이다.

전이암 환자는 다음과 같은 경과를 겪게 된다.

처음에는 항암제로 현상을 유지하는 것처럼 보이나, 차츰차츰 검사수치가 악화된다. 이어져왔던 항암제도 한계에 이른다. 무엇을 하더라도 효과가 없는 상태로 몰아넣은 담당의사는 이렇게 말한다.

「이제 완화케어병원(요양병원)으로 옮겨 주십시오.」

요컨대 「호스피스병원이든지 완화케어병원으로 가서 진통제(모르핀 등)로 가라앉히면서 죽어주십시오.」

● 항암제도 방사선치료도 활성산소로 암을 공격하는 것

 항암제는 처음부터 독(毒)이라 말했다. 출발점은 1차 세계대전에서 사용된 나이트로젠 머스터드(nitrogen mustad, 1942년에 개발된 최초의 항암제, 정상세포에도 작용하므로 여러 부작용이 생길 수 있다)라는 독가스다.

 항암제는 강렬한 활성산소를 발생시킨다.

 예를 들어 항암제 시스플라틴의약품 첨부서에는 다음과 같은 부작용이 기록되어있다.(주: 다음페이지 설명서는 부작용 부분만이다.)

 탈모, 구토, 식욕 부진, 조혈 장해, 심장 정지, 급성 심부전, 용혈성 요독증, 쇼크 사망, 청력 저하, 시각 장해, 뇌경색, 간질성 폐렴, 급격한 간염, 소화관 협공, 급성 췌장염, 당뇨병 악화, 언어 장해, 전신 부종, 횡문근 융해증 등등.

 첨부서에 쓰여 있다는 것은 이런 부작용이 한번 이상 임상실험과정에서 나왔다는 것이다.

 허참, 지독한 부작용 아닌가!!

 엄청난 독성!!

 이런 무서운 부작용이 나오는 물질이 항암제라는 것이다. 이런 것을 약이라고 표현하는 것도 이상하지 않은가!

일본 아이찌 암 실장이며 의사인 야마나카(山中直樹)씨는 『프리라디칼(메디컬뷰사)』에서 다음과 같이 말했다.

「아드리아 마이신, 마이트 마이신, 브레오 마이신 등은 활성산소, 프리라디칼을 발생시켜 암세포의 DNA를 절단하여 암세포 증식시스템을 파괴하는 것」이다.

항암제는 활성산소의 힘으로 암을 공격하는 것이다.

이런 부작용이 나오는 것은 조금도 이상하지 않다.

활성산소에 의해 상처 입은 암을 또다시 활성산소로 공격한다는 이상한 방법으로 치료하는 것이 암 치료라는 것이다.

마치 「독을 가지고 독을 제어한다.」고 하지만 이런 방

설명서
(시스플라틴 부작용부분)

법으로 암이 전멸할 까닭이 없다. 독은 반드시 정상세포에 대해서도 암의 싹을 틔울 것이다. 결국에는 전이될 수밖에 없다.

방사선도 같은 물질(활성산소)이다. 방사선으로도 훗날 큰 부작용이나 새로운 병이 생길 수밖에 없다. 그래서 내가 생각하는 것은「독으로 독을 제어한다!」라는 발상을 중지해야 한다고 생각한다.

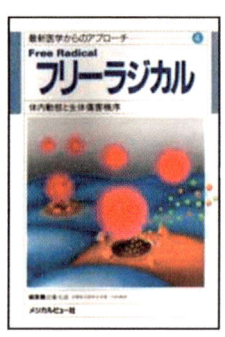

(사진, 일본 프리라디칼 잡지 표지)

● 부작용도 새로운 질병도 활성산소가 원인

활성산소라는 물질은 작용에너지가 지극히 높은 물질로, 불안정하기 때문에 ⊖이온이 있기만 한다면 어디서라도 손을 뻗쳐 ⊖이온을 뺏어, 자기 스스로는 안정된다. 암세포이건 정상세포건 구별하지 않는다.

선택적으로 암세포만을 공격한다는 것은 있을 수 없다. 적지 않은 정상세포의 ⊖이온을 빼내고 부셔버린다. 그 때문에 파괴된 정상세포가 새로이 암이 되거나, 암이 되기 전이라면 부작용투성이가 될 수밖에 없다.

항암제인 아드리아마이신(Adriamycin)은 암세포 효소 치토크롬(cytochrome) P450의 작용으로 라디칼이 되어, 활성산소인 슈퍼옥사이드라디칼이나 하이드록실라디칼을 만든다. 실험에서는 아드리아마이신을 투여한 쥐의 뇌에서는 하이드록실라디칼 발생이 55%나 증가했다고 보고되었다.

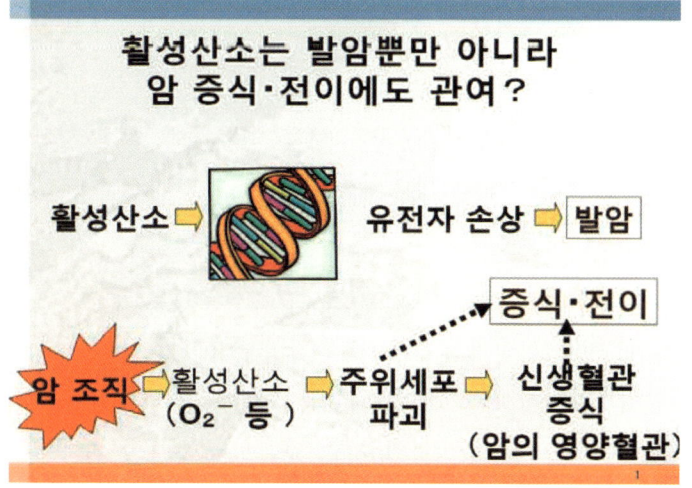

항암제 브레오마이신은 동이나 철을 포함하고 있다. 이 부분이 슈퍼옥사이드라디칼과 작용해 하이드록실라디칼을 만들며, 암세포를 죽임과 동시에 정상세포도 공격해 새로운 암으로 변화시킨다는 것을 알았다. 최신 항암제도 기본적으로 이런 항암제와 다르지 않다.

● **항암제가 효과적이면 가장 빨리 죽는다.**

 미국에서 동부 대학들과 의료기관이 참가한 항암제효능에 관한 대규모 공동연구가 있었다. 뉴욕 대, 시카고 대, 앨버트 아인슈타인 의과대 등 20곳의 의료기관이다. 이 연구는 1984년 1월부터 1985년 7월에 걸쳐 실시되었다. (후나세 순스케(船瀬俊介) 씨는 이 보고를 「동해안 보고서」라고 이름 붙였다.)

 4기 말기 폐암환자 743명, 이들 암환자에 대해 항암제를 다음 4가지로 분류해 투여했다.

① 3종류 (항암제를 동시투여)
② 2종류 (항암제를 동시투여)
③ 1종류 (항암제 F를 투여)
④ 1종류 (항암제 G를 투여)

가장 암이 축소된 쪽은 ①②③④ 중 어느 쪽일까?

당연히 ①의 3종류 투여 그룹은 암이 작아졌다. ③의 1종류 투여에서 암은 꿈쩍도 않고, 그대로 있었다. ④도 ③만큼은 아니지만 대부분 암은 커다란 채로 그내로 있었다.

그럼 환자가 가장 빨리 죽은 쪽은 어느 쪽일까?

조금도 작아지지 않은 ③이나 ④로 생각하겠지만, 실은 ①의 3종류 투여 그룹이다. 암은 작아졌는데 왜 가장 빨리 죽은 것일까?

이유는 아마도 다음과 같은 것이리라.

◆ 항암제의 부작용이 심해 육체가 견딜 수 없었다.

◆ 폐암은 축소된 것처럼 보여도 도망가 버린 암세포는 오히려 더 강력해져 싹을 틔웠다.

①② 그룹의 경우 암은 작아진 것처럼 보여도, 겨우 몇 주간 안에 사망하는 환자가 계속 나왔다. ③④ 단독투여군의 약 7~10배에 달하는 암환자 사망자가 발생했다.

결국 인간의 육체는 항암제의 활성산소작용을 견뎌낼 수 없었다.

● 항암제가 과다 처방되었다면 돌이킬 수 없다.

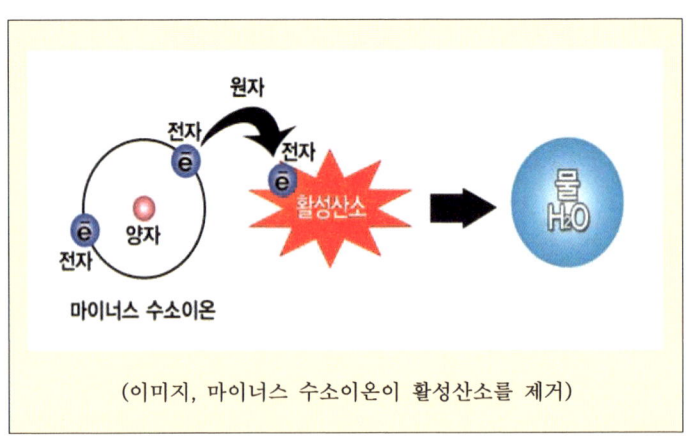

(이미지, 마이너스 수소이온이 활성산소를 제거)

 항암제를 오랫동안 사용한 환자는 어떤 치료를 해도 낫기 어렵다. 항암제가 정상세포를 매우 질이 나쁘게 만들어 버리기 때문이다. 미소순환(微小循環, 피 순환)을 나쁘게 하고, 피를 만드는 조혈세포를 해치워 빈혈이 되거나, 백혈구를 떨어뜨리거나, 면역이 떨어지고, 식욕이 부진하고, 모발이 뽑히고, 심부전이 되거나, 새로운 암을 만들기도 한다.

 암세포든 정상세포든 아랑곳하지 않고 파괴하는 독극물이라 그런 것이다.

 항암제가 과다 처방된 암환자는 어지간한 것이 아니면 살아나기 어렵다.

 진심으로 치료하기를 원한다면 전이가 일어난 단계에서

승부하는 것이 좋다. 다만, 오래도록 항암제를 사용한 사람이라도 체념해서는 안 된다.

반단식과 좋은 식생활을 반복하면 깊게 손상된 세포도 정상화될 수 있을 가능성이 있기 때문이다.

또한 ⊖수소이온을 병용한 것만으로도 좋아졌다고 말한 사람도 적지 않기 때문이다.

● 부작용을 줄이는 좋은 치료법

항암제의 결점을 말했다. 그러나 항암제 신화에 쉽게 흔들리지 않는 사람도 있다.

「항암제를 하지 않으면 죽어버리겠다.」고 까지 말하는 사람도 있었다.

그런 생각을 하고 찾아온 사람에게「항암제는 절대 안 됩니다.」라고 말할 필요가 없다. 최근에는 항암제를 병용하면서 대처하는 방법이 나왔기 때문이다.

그 방법은 ⊖(마이너스)수소이온 같은 최소분자 스캐빈저의 대량 사용이다. 마이너스(⊖)수소이온을 대량 사용하면 항암제의 부작용도 매우 적어진다. 동시에 항암제의 플러스면 즉 암세포 파괴는 매우 효과적이다.

뒤에 소개하는 증례는 병용의 대표적인 성공 사례다.

39세 여성은 오른쪽 유방암을 수술했는데, 수술 후 폐와 종격(縱隔)에 전이되어 버렸다.

본인이 항암제를 병용하고 싶다고 호소했기 때문에 병용했다.

물론 반단식과 식사요법도 함께 실시했다. 그 덕분에 3개월 만에 전이는 뢴트겐적으로 보이지 않았다.

그러나 3개월 후 다시 암 음영이 출현, 항암제를 하였더니 또 음영소실, 그 뒤 5개월은 좋았는데 5개월 후에 또 음영출현, 다시 항암제병용 이렇게 반복해 2년 이상 건강하게 살고 있다. 유감이지만 완치는 되지 않았어도 전이도 되지 않았다.

이런 사례는 굉장한 경우다.

⊖(마이너스)수소이온을 암이 발병해 6개월째부터 투여(그때까지는 다른 항산화제를 투여), 그랬더니 재발 사이클이 크게 늦어졌다. 이대로 항암제 없이 암이 사라졌으면 하고 바랄 뿐이다.

● 항암제 부작용만을 없애는 ⊖(마이너스)수소이온

항암제는 특히 암의 증식세포에 대해 강한 반응을 보인

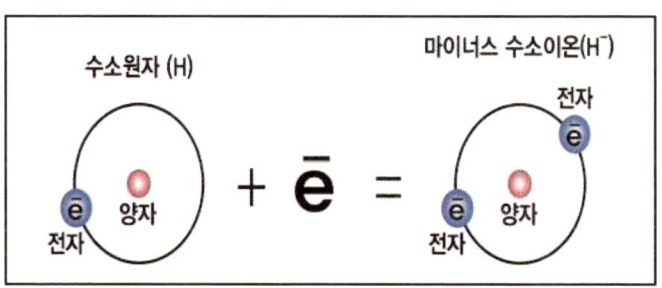
(이미지, 수소원자와 마이너스 수소이온 설명)

다. 그리고 백혈구가 적어지고, 모발이 빠지고, 면역이 떨어지고, 설사가 계속되거나 신장기능이 저하되기도 한다.

그런데 좋은 항산화제를 동시에 병용하면 이런 부작용도 적어지고 특히 ⊖(마이너스)수소이온은 부작용경감에 커다란 효과가 있다.

항산화효과가 좋은 건강기능식품은 항암제의 나쁜 작용도 경감시켜 준다. 암세포 작용도 줄여 주는 것은 아닐까라고 생각될 뿐만 아니라, 의외로 암도 파괴하고 있는 것으로 생각된다.

이런 스캐빈저(⊖수소이온)는 처음에는 암세포 주변의 하이드록실라디칼을 소거한다. 인공적인 활성산소(항암제) 소거는 그 후에 행하는 것 같다.

항암제의 암 파괴 작용은 스캐빈저 작용 이전에 수행되기 때문에 이중효과가 있는 것 같다.

● **가족의 고정관념과 자부심이 낳은 비극**

어느 50세 여성은 오른쪽 유방암 수술을 했는데 처음부터 전이투성이었다. 나는 수술 후 가져야할 생활방식에 대해 남편 그리고 친척들과 상담했다. 그래서 식사요법과 활성산소 제거방법을 설명했다. 만약 항암제를 사용하게 되면 최소한 ⊖(마이너스)수소이온을 병용해야 한다고 설명하고 있었다.

그런데 딸은 간호사인데 서양의료만 믿는 사람이었다. 그녀는「최고의 의사이자 교수를 잘 알고 있다.」고 말하고 내 치료를 모두 거부하고, 그「교수」의「치료만 하겠다.」고 했다. 가족들은 그 딸의 말을 마지못해 따랐다.

교수 치료라고 했으니까 어차피 항암제 과다처방밖에 없을 것이다. 항암제 과다처방의「치료」로 결국…….

그 환자는 전신이 급격하게 쇠약해져 버렸다. 걷는 것도 마음대로 되지 않았고, 머리카락은 빠지고, 음식도 전혀 섭취할 수가 없게 되었다.

그런데도 항암제는 계속되었다.

영양은 주사로만 보충되었고, 8개월 후 마침내 침대에서 일어날 수도 없는 중증 환자가 되었다. 여명 즉 남은생애

1주간 정도라는 위급한 상황에서 가족들은 내게 긴급구조를 요청해왔다.

 그러나 이런 정도까지 와 버리면 나라도 어떻게 할 수가 없다. 사리에서 일어나는 것도 스스로 할 수 없어 진통제(스테로이드와 모르핀)의 연속이었다. 면역은 바닥까지 떨어졌고, 정상세포도 모조리 질이 나쁜 상태로 되었을 것이다.

 도대체 이런 상태로 – 어안이 벙벙했다.

 일단 ⊖(마이너스)수소이온만이라도 먹여보라고 권했다. 가족들은 바로 ⊖(마이너스)수소이온을 먹였는데 다음날 환자는 일어나 침대에 앉았다. 그리고는 「맛있는 빵을 먹고 싶다.」고 했단다. (이 환자는 아무것도 먹을 수 없어 오랫동안 고농도 주사만으로 생명을 이어가고 있었다.)

 가족들이 빵을 사왔는데, 놀랍게도 환자가 빵을 우적우적 먹었다고 한다. 가족들도 놀라움을 감추지 못했다.

 1개월 후에 환자는 조용히 숨을 거두었다.

 환자가족에게 의료관계자(의사, 간호사 등)가 있을 경우 이런 예는 많다. 간호사, 의사, 약사가족이라도 있으면 「식사요법과 항산화 건강기능식품으로 승부」등을 받아들이지 않는다.

 「배운 것에 의한 고정관념과 자부심」이 그렇게 만드는

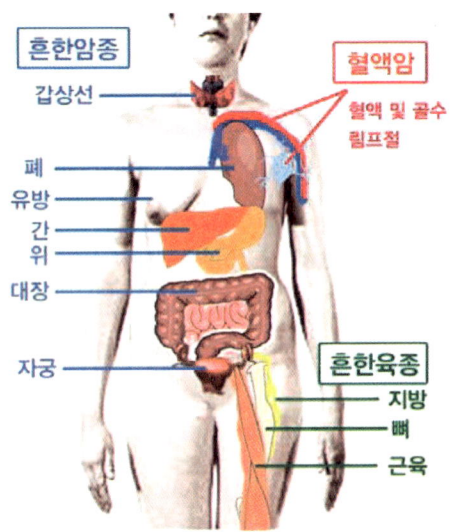

(그림, 가장 흔한 암, 혈액 암, 흔한 육종의 종류)

것이라 생각된다.

 죽게 되는 상황 또는 죽고 난 후에야 비로소 후회하는 경우가 많다.

● 굳이 사용한다면 에너지 회로가 정상화 되고부터

 항암제를 사용했기 때문에 눈 깜빡할 사이에 중증이 되어 갑자기 죽어버렸다는 예도 많다.

 다음 예도 그 중 하나다.

32세 여성으로 자궁경부암이었다.

큰 병원에 입원, 수술은 무리라고 판단되어 항암제를 사용했다. 전신에 통증이 있어 아프다는 말을 연발하여 1개월 반 만에 항암제를 중지했다.

그 후 스테로이드 사용으로 면역이 떨어져, 통증이 치유되지 않은 채 식욕부진, 의식이 몽롱한 상태에서 눈 깜박할 사이에 죽었다.

통증은 전신의 산화 때문에 심각해졌을 것이다.

정상세포 내에 있는 미토콘드리아 에너지 회로가 산화되면 나쁜 유산(乳酸) 등이 생겨 근육통이 일어난다.

나라면 그 상태에서 항암제를 투여하는 것은 생각할 수도 없다. 항산화물로 에너지 회로를 정상화 시키고 나서 암을 공격하지 않고는 치료될 것도 치료되지 않는다. (*)

3. 수술도 방사선 치료도 위험한 도박

● 방사선 치료도 재발은 면할 수 없다.

요즘엔 항암제와 방사선치료가 병용된다. 그러나 방사선을 받은 후 우리병원에 오는 환자들은 대부분 좋지 않은 상태다.

방사선 치료는 방사성물질을 핀 포인트(pinpoint, 정확하게 한 부분이나 대상만을 겨냥)로 암에 조사(照射)하는 치료다. 거의 암세포에만 닿는다고 생각되어, 암만 태워 자르기 때문에 부작용도 비교적 적다고 말하며 지금도 많이 사용되고 있다.

액면 그대로 받아들여도 좋을까? 다음과 같은 예를 보면 그렇게 생각할 수가 없다.

◆28세 여성 자궁경부암으로 진단.

암이 커졌기 때문에 일본 모대학병원에서 방사선조사가 최고의 선택이라고 하여 외강, 중강, 내강에 3회에 걸쳐 방사선으로 소각했다.

전이도 없으므로 주치의는 「이것으로 완치되었습니다.」라고 가족에게 말했다. 3주후 너무나 복통이 심해 구급차로 다시 병원에 입원, 검사한 결과 이미 복막전반에 암이 퍼져 있었다. 그리고 4개월 만에 사망.

◆56세 남성, 담관(膽管, 쓸개 관) 암으로 진단.
 수술은 무리. 방사선이 효과가 있을 것이라 해서 방사선 조사 시행. 역시 3주 후 백혈병을 일으켜 1주후 사망.

 방사선치료는 1시간당 20만 마이크로 시버트(sievert, 방사선량의 단위, Sv)의 방사선을 쏘인다. 실험용 쥐에게 이 정도의 방사선양을 쏘이면 방사선이 닿았던 곳은 모두 암으로 변화한 것을 알 수 있다. 인간은 쥐보다 크기 때문에 완전히 같다고는 말할 수 없지만 역시 방사선이 닿았던 곳의 손상은 엄청나게 클 것이다.

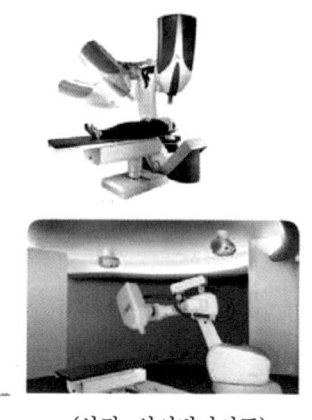

(사진, 사이버나이프)

나는 방사선치료를 하는 것도 위험한 모험이라 생각한다.

정확하게 암에만 닿게 하려한다 해도, 실제로 그렇게 할 수는 없다. 방사선이 지나가는 부분은 손상을 입을 수밖에 없다. 면역은 떨어지고, 암이 퍼질 가능성이 크다.

육체의 60%는 물로 되어있는데 방사선이 통과하면 물 분자가 그 충격으로 분해되어 하이드록실라디칼이라는 매우 흉악한 활성산소가 발생한다. 그래서 정상세포도 나중에 암으로 변한다. 방사선 치료도 처음에는 좋았더라도 나중에 재발은 면할 수 없는 치료다.

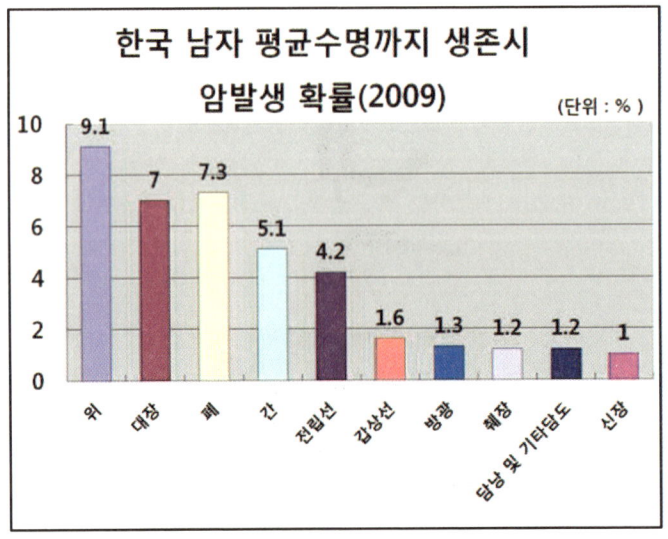

● 「자르고 자르고 자르는」 수술의 비참한 역사

 보통 사람들은 수술이 결정되면 웬일인지 가볍게 받아들이고 기쁨에 차 수술실로 들어간다.

 그렇게 쉽게 받아들여도 괜찮은 것일까?

 서양의료에서는 완치하기 가장 쉬운 방법이 수술일 것이다. 그러나 수술도 문제가 있다.

 수술이 시작된 것은 대략 서기 1,500년대.

 19세기 후반에는 최초 암전문병원이 설립되었다. 이 무렵 암수술은 전이투성이가 된 것이 대부분 이었다. 지금처럼 CT, MRI, 내시경이 없어 조기발견이 불가능했기 때문이다. 수술을 하더라도 전이 때문에 바로 재발되어 죽는 경우가 많았다.

 외과 의사들은 다음과 같이 생각했을 것이다.

 「완전하게 도려내지 못해서 완치되지 않았다.」 그 생각은 지금까지도 의사들에게 공통된 생각이었다.

 그 결과 「암은 특이한 놈이다.」 「도려내면 낫는다.」 「광범위하게 도려내는 방법이 나중을 위해서도 좋다.」라는 생각이 의사들을 지배하게 되었다.

 20세기 외과수술은 광범위한 수술이 일반적이었다. 그 으뜸이 유방암수술이다.

1930년대부터 행해진 이 수술은 유방뿐아니라 림프절 전부와 근육일부까지 절제하는 방법이다. 간단히 말하면 「떼고 떼어내는 수술」의 대표다. 이 방식은 70년 동안에 걸쳐 최근까지도 행해지고 있었다.

 위암수술에서도 광범위한 림프절을 절제하는 방법이 오래 동안 행해졌다. 다른 암도 그랬다. (위암의 경우 D1, D2, D3도 림프절을 가까운 쪽에서 절제하는 방식을 했는데 D2까지가 많다.)

 1990년 이후, 광범위 림프절절제는 의미가 없다는 자료가 출현했다. 작은 범위만 제거하거나 많은 부분을 제거하거나 5년 생존율에는 큰 차이가 없다는 것이다.
그래서 구미에서는 작은 범위 수술로 바꾸었다.

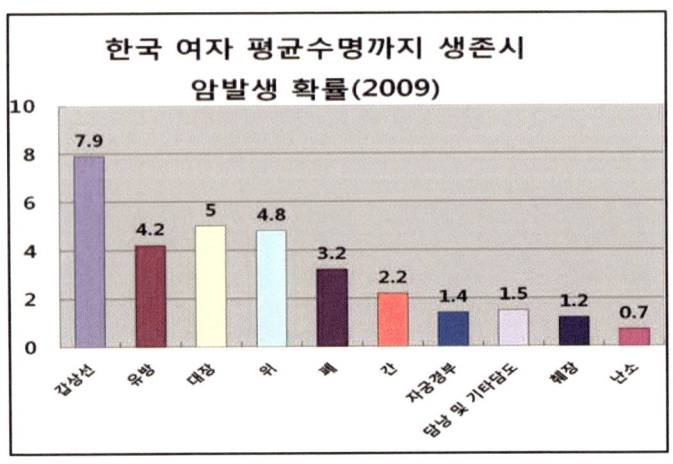

광범위 수술은 지나치게 광범위한 절제 때문에 팔이 위로 잘 올라가지 않고, 심한 부종을 수반하며, 장기간의 통증 때문에 괴롭고 비참한 것이었다.

어떤 암이라도 광범위 수술이 진성기였기 때문에 아무런 의심도 갖지 않았던 지난 100년간의 수술로, 얼마나 많은 사람이 참혹한 상황을 당했는지 가늠할 수 없을 정도다. 이 사실을 많은 사람들이 알아야 한다.

일본은 다른 나라와 비교해 확대수술을 좋아하는 외과의사가 많다. 아직까지도 많이 절제하면 낫는다고 착각하는 의사가 많다.

더 곤란한 것은 「수술하는 김에 해버리자!」라는 경우가 지나치게 많다는 것이다.

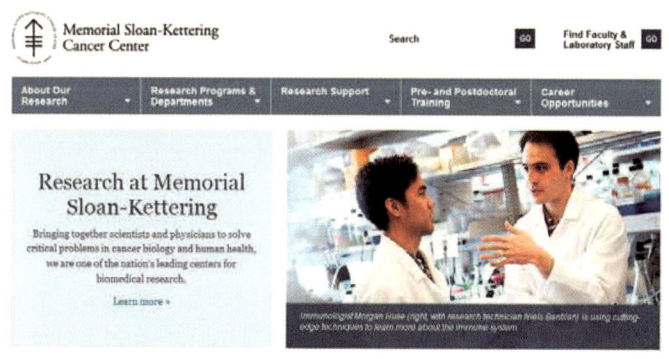

(사진, 뉴욕 맨해튼의 메모리얼 스론 캐터링 암센터 홈페이지)

1973년 뉴욕 맨해튼의 메모리얼 스론 케터링 암센터(Memorial Sloan-Kettering Cancer Center)에서의 췌장암 광범위수술에 대해, 의사 포토나 씨가 보고한 논문은, 수술 중 사망이 30%, 나머지 모두 단기간에 사망한다는 내용이었다. 말할 수도 없는 잔인함이다.

무엇 때문에 수술을 했는지 알 수가 없다.

● 「수술하는 김에 해두자」는 외과의사의 횡포

어느 28세 자궁경부암 여성은 전이가 없는 상태에서 수술대에 올랐다. 「양쪽 난소도 수술하는 김에 제거했습니다. 전이하면 곤란하기 때문에요.」 외과의사의 횡포의 극치다.

일본사람들은 소송을 잘 하지 않지만, 구미에서 만약 무단으로 수술을 했다면 막대한 금액의 소송이 청구될 것이다. 전이가 없는데도 수술하는 김에 해두자는 생각 곧 「정상세포를 없앤다.」는 것이다.

1995년경 뉴욕에 있는 메모리얼 스론 케터링 암센터가 발표한 자궁경부암 관찰결과에 의하면 진행이 빠른 암도 있지만, 증상이 없어 발견되지 않는 암의 대다수는「그 이상 자라지 않는다.」든지 「커지기는 해도 천천히 자라는 것이 많았다.」 그중에는 「자연 소멸하는 것도 있다.」라는 것이다. (전 콜롬비아 대학교수 마쯔노(松野哲也))

 자궁경부암은 항산화물질을 많이 먹으면 빨리 치료된다. ⊖(마이너스)수소이온을 사용한 딩 병원에시는 100% 가까이 치유됐다. 수술하는 김에 난소를 제거하는 것이 얼마나 어리석은 것인지 알아야 한다.

● 수술을 간단히 받아들여서는 안 된다.

 수술로 인해 일어나는 문제점은 아래와 같다.

 ① 수술침습(手術侵襲, operative stress, 수술을 할 경우에 수술에 따라서 환자에게 미치는 영향에 따라 차이가 있다.)은 육체에 「산화 스트레스」 즉 활성산소로 상처를 준다.
 ② 잘라낸 장기는 두 번 다시 되돌릴 수 없다.
 ③ 수술에 의해 암이 퍼질 위험이 있다. (의외로 많다.)
 ④ 수술 중, 수술 후 항생제 투여는 면역력을 떨어뜨리기 쉽다.
 ⑤ 잘라낸 장기 때문에 수술 후 생활에 큰 지장을 가져올 가능성이 있다. (후유증 출현)
 ⑥ 수술 중 사망하는 것을 각오해야 한다.

⑦ 복부를 수술하면 반드시 유착된다. 장폐색을 일으킬 가능성도 있다.

⑧ 면역력이 적게 되거나 떨어진다.

⑨ 잠재효소의 대폭적인 소비로 수명이 단축된다.

수술을 가볍게 생각해서는 안 된다.

수술을 하지 않고 치료하는 방법이 더 좋은 것이다.

● <u>수술로 장기를 잘라냈다면 평생의 괴로움</u>

방광암으로 방광을 잘라낸 사람은 일생 방광대신에 비닐주머니를 달고 생활을 해야 한다. 그 고통은 매우 커서 사는 것도 싫어질 정도다. (이런 사람을 나는 몇 사람이나 알고 있다.)

후두암으로 후두를 잘라낸 사람은 성대가 없어져 소리가 나오지 않는다. 이것도 역시 큰 고통이다.

위암으로 위를 잘라낸 사람은 일생 소화불량에 시달린다. 또 맛을 알지 못하게 되는 경우도 있다.

난소를 잘라낸 여성은 호르몬 부족 후유증이 반드시 나타난다. 어떤 장기라도 수술로 없앤 장기는 절대로 재생되지 않는다. 수술한 사람의 수명을 짧게 할 가능성도 있다.

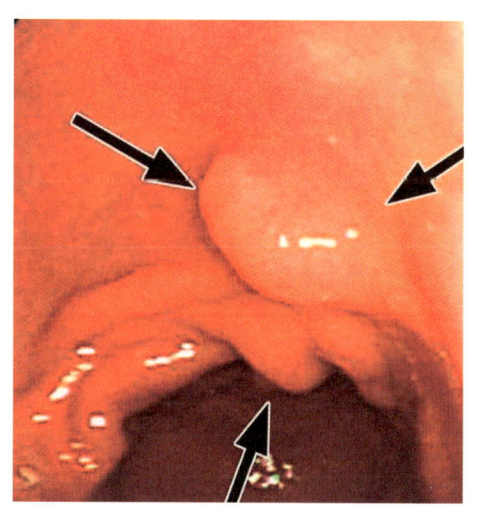

(사진, 위암, -출처: 미국암협회)

 어떤 수술도 「필요 악(惡)」인 것이다. 암수술의 경우, 보이지 않는 암 세포가 퍼져서 두고두고 전이투성이가 될 수 있다. 최악의 결점이다.

 1,000만개의 암세포는 뢴트겐선으로 보이지 않는다. 수술로 전부 잘라냈다고 생각하지만 퍼져 있을 가능성이 크다는 것을 알아야 한다.

● <u>수술을 하지 않았으면 이런 사태로는 되지 않았을 예</u>

 수술을 하지 않으면 이런 사태로는 되지 않았다는 예는

일일이 열거할 필요도 없다.

◆56세 남성, 왼쪽 신장 암 적출수술(摘出手術)

수술 후 반년 동안 항암제 시행.

반년 후 오른쪽 신장과 오른쪽 뇨관(尿管)에 암이 전이되어 당 병원에 내원. 당 병원에서 필사적으로 치료한 결과, 10개월 후 오른쪽 신장 암이 없어졌다.

당연히 기뻐하며 인사하러 왔을 터인데 오지 않았다. 상당한 시간이 지나서 가족으로부터 연락이 왔다. 「오른쪽 신장 암은 소실되었지만 오른쪽 뇨관에 약간 전이가 있단다. 그것을 절제하면 완치될 수 있으니까 수술 하는 편이 좋겠다.」고 다른 병원의사가 말해 믿고 수술했다는 것이다. 그런데 무엇 때문인지 수술 도중에 사망했단다.

「수술하지 말고 선생님의 치료를 계속했었다면 완치 되었을 텐데……」라는 가족의 말을 들었다.

최초의 수술은 다른 방법이 없었을지 모르지만, 그 후 항암제를 한 것과 항산화치료를 하지 않았다는 것이 문제였다. 반년 후 전이로 이어졌기 때문이다.

전이암을 수술한다는 것은 매우 신중해야 한다.

수술자체는 목적대로 달성한다 해도 전이투성이가 될 가

능성이 높다.

◆75세 여성 유방암 적출수술

8cm 크기의 거대 유방암으로 절제불능이라고 판단했다. 그러나 그녀는 다른 외과병원으로 가서 수술을 해버렸다. 거대 유방암을 적출했다.

초기에는 산뜻하게 좋아진 것처럼 보였지만 2개월 후 폐로 전이되고 3개월 후에는 사망했다. 크기 8cm 암 덩어리가 있다면 몇 백억 개의 암세포가 꿈틀거리고 있기 때문에 잘라내지 않은 것이 당연하다.

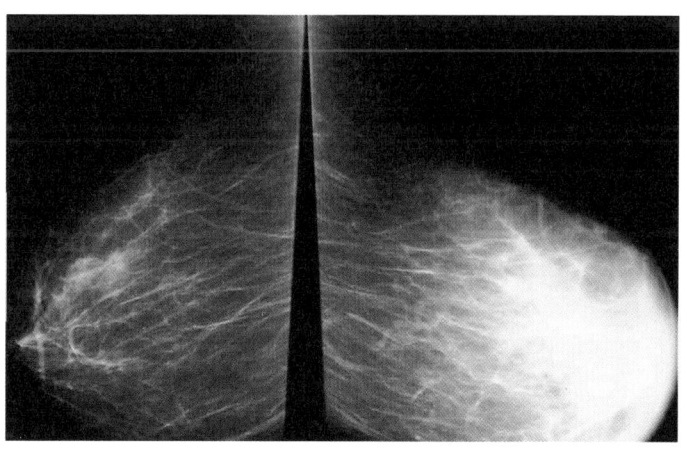

(사진, 유방암, -출처: 미국암협회)

암을 축소시키지 못하고 절제한 것이라면 보이지 않는 암은 급속히 증대되어 눈 깜박할 사이에 죽음에 이르게 될 것이다.

● <u>수술시의 항암제를 어떻게 생각하는가?</u>

수술이 어쩔 수없는 경우, 항암제 사용에 대해서는 어떻게 해야 할까?

생각할 수 있는 방법은 ①수술 전에만 한다, ②수술 후에만 한다, ③수술 전 후에 모두 한다, ④항암제를 하지 않는다.

나는 ② 수술 후는 항암제를 사용하는 것은 의미가 없다고 생각한다. 왜냐하면 오히려 몸이 산화되어 전이투성이가 되기 때문이다.

항암제를 하지 않는다는 ④나, 가능한 한 수술 전에만 하는 ①이 타당한 선택일 것이다. (*)

4. 나도 놀랐던 기적의 증례

● 활성산소를 철저하게 공격하면 암은 치료된다.

 암의 주된 범인은 활성산소다. 활성산소를 확실하게 몰아내면 암(癌)은 낫는다.
 현대의학은 활성산소로 생긴 암을 활성산소로 공격해 실패해 왔다. 앞으로는 활성산소를 쫓아내는 방법에 주목한다면 좋지 않을까?
 활성산소의 최대 악동 하이드록실라디칼을 철저하게 공격하는 강한 스캐빈저(청소부)를 이용한다면, 개선(改善)은 물론 근치(根治)까지 되는 것은 아닐까?
 나는 오랜 세월 이 방식으로 치료해왔다. 그리고 최근에서야 강한 스캐빈저(항산화제)가 내 손에 들어오게 되었다. ⊖(마이너스)수소이온건강식품이다. 그 덕택으로 놀랄만한 완치사례가 나오기 시작했다.
 어떤 좋은 결과가 나왔는지 그 증례를 소개한다.

● 대장암, 폐 신장 전이 - 증례 1

환자: 1937년생, 남성

병명: 대장암(직장) 수술 후 폐·신장 전이

경과: 2008년 6월 대장 암(직장) 출현, 일본 국립암센터에서 수술.

2009년에 폐와 신장에 음영 출현

「암 전이 같다.」는 1차 진단, 12월에 검사한 결과, 수술 후 폐·신장 전이로 진단되었다.

2010년 1월부터, 항암제를 주사와 경구제(經口劑)로 투여했다. 그러나 너무나 부작용이 심해 3월에는 전신이 쇠약, 식사도 전혀 할 수 없어 중지. 게다가, 폐와 신장의 전이암이 소실되기는커녕, 오히려 더 커졌다.

4월에는 주치의가 여명 3개월이라 했다.

5월초 당 병원에서 진료.

치료: ① 반단식(half fasting, 半斷食)과 좋은 식이요법 실시
② ⊖수소이온을 중심으로 한 항산화력이 매우 강한 건강기능식품과 면역강화 건강기능식품 투여
(후코이단 식품을 함께)
③ 온열암반욕(溫熱岩盤浴)
④ 생활습관 개선

상기 ①의 반단식(half fasting, 半斷食)은 특히 철저히 시켰다. 그 결과, 12월 CT에서는 폐에도 신장에도 전이는 눈에 띄지 않았다. 다른 곳에도 암(癌)일만 한 곳은 없다고 진단되었다.

대장암 수술 후 전이로 완치된 예가 있을까?

내가 알고 있는 한 하나도 없는 것 같다.

일반적으로 100만 명에 1사례만 있어도 좋다고 할 정도다. 위의 증례는 그 100만 명 중에 1사례의 귀중한 완치 사례라고 할 수 있다. 게다가 당 병원에서는, 2009년에 동일한 대장암 수술 후의 전이나 대장암이었지만, 수술하지 않고 왔던 증례가 5사례 있었는데, 모두 2010년 내에 완치로 이끌었다.

활성산소를 잡고 면역력을 높인다면, 일반적으로 기적이라고 말하는 증례들이 실제에서도 나타난다.

● <u>유방암, 간 전이 - 증례 2</u>

다음 사례도 일반적으로는 생각할 수 없는 기적의 증례 중 하나다.

환자: 1981년생, 여성

병명: 좌 유방암, 간장 다발성 전이/겨드랑이 림프절 전이
경과: 2006년 5월경부터 좌 유방에 응어리(멍울) 존재, 좌 겨드랑이에 멍울 출현.

2011년 1월 검사 결과, 좌 유방암의 간장 다발성 전이, 좌 겨드랑이 전이로 진단, 골 전이도 있다고 주치의가 말함.

「수술은 차라리 하지 않는 편이 좋겠다. 수술 불가능!」이라고 진단했다. 항암제 시술도 부작용이 심해 바로 중지. 호르몬제만 치료.

2011년 2월 당 병원 진료.

치료: ⊖수소이온을 대량으로 투여. 기타 건강식품 투여.
(하이드로젠 프리미엄, 미국 동충하초 식품을 함께)
반단식 ⇨ 식이 요법 ⇨ 반단식

2011년 6월의 CT에서 간장 다발성 전이는 매우 축소. 담당의사는「거짓말?」이라고 말했을 정도다. 간장 전이만큼 어려운 것은 없다.

이 환자의 경우는 현재까지는 좋은 경과지만, 아직 안심할 수 없다. 방심하지 말고 계속 치료를 한다면 나을 수밖에 없다고 생각된다.

그렇다고 하더라도 ⊖수소이온이 무엇보다 훌륭한 효과를 내는 건강기능식품이 되는 이유는 무엇일까? 간 전이도 좋아질 가능성이 있다는 것을 증명했다.

● 위암 - 증례 3

환자: 1938년생, 남성
병명: 위암
경과: 2008년12월, 위통으로 대학병원에서 진찰.
    내시경 검사 결과, 위암.(조기위암 Ⅱc + Ⅲ)
    대학병원에서는 즉시 수술하지 않으면 전이투성이가 되어, 목숨에 관계된다고 알렸지만, 수술을 거부.
    스스로 민간요법으로 완치시키겠다고 호언장담하고 끝까지 버텼다. 2010년 7월 가까운 소화기 내과에서 진료(대학병원에서는 수술해라! 수술해라! 말하기 때문에). 위내시경으로도 동일한 형태.(사진 1)
    의원의사가 대학병원과 마찬가지로 「수술을 하는 편이 좋겠다.」고 말했다.
    소문을 듣고, 당 병원에서 2010년 7월 진료.

치료: 증례1과 같은 치료방침으로 임했다.

2010년 11월 내시경으로는 사진처럼 암성궤양은 완전히 소실했다.(사진 2)

2011년 3월 시점에도 소실한 그대로다.

(사진 1) 2010년 7월20일 촬영

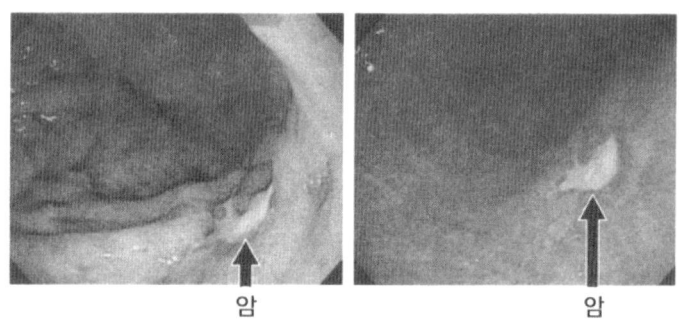

(사진 2) 2010년11월 4일 촬영

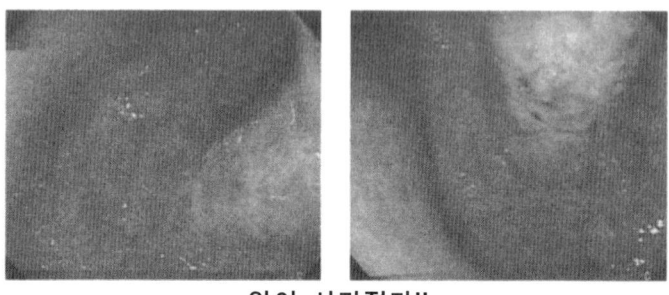

암이 사라졌다!!

이것으로 완치되었다는 것은 아니라고 해도, 이 또한 훌륭한 증례다. 절제하지 않고 완치한 것이라면, 지금까지 이런 일은 없었을 것이다.

● 전립선암 – 골, 폐 전이 – 증례 4

전립선암의 전이투성이.
전립선암의 전이라면 골 전이, 폐 전이가 특히 유명하다.
당 병원은 여명 3개월인 전립선암의 골, 폐 전이를 여러 사람 치료했다.
PSA 7880 이라는 암 마커가 유별나게 상승해, 골과 폐에 전이한 70세 남성이 왔는데, 반 년 만에 PSA 0.1로 되어, 나 자신도 놀란 일이 있었다.
물론 골과 폐 전이는 되었다. 그리고 이미 7년이나 경과했다.
최근엔 ⊖수소이온 덕분에, 더욱 빠르고 잘 치료하게 되었다. 전립선암은 다른 암과 비교해 매우 치료하기 쉽다고 말할 수 있다. 비록 뼈에 전이되었다고 하더라도 우선 치료하는 것은 전립선암이기 때문이다.

● 최초 발생지 모르는 암, 림프절 전이 – 증례 5

최초 발생한 암이 어디인지 모르는 암으로, 우쇄골상경(右鎖骨上頸)부 림프절에 5cm 암이 발견되었다.

36세 여성이 내원. 큰 병원에서는 「자르자! 잘라!」연속이었지만, 전이암을 자른다면 바로 전신 전이투성이로 되기 때문에, 당 병원의 치료방침으로 치료했다.

1년 만에 거의 소실됐다. 물론 전이도 없었다.

● 거대 유방암 - 증례 6

환자: 1951년생, 여성
병명: 좌 유방암
경과: 2010년 7월, 좌 유방에 거대 응어리 자각.
  반년 전엔 3cm정도였으나 서서히 확대.
  7월 29일. 당 병원 초진.
  7월 23일에 MRI를 촬영, 「좌 외측에 70mm정도의 부정형종양이 있었다. 테두리는 부정형, 중심은 괴사 같다. 먼저 유방암. 그리고 흉벽으로의 직접 침윤도 의심 된다.」라는 진단서를 지참했다.
  수술, 항암제, 방사선치료를 모두 거절했다는 것.

치료: 반단식(fasting, 半斷食), 식이요법, 면역강화요법,
　㊀수소이온건강기능식품을 대량으로 섭취.

 그 후, 크게 개선되어 2011년 1월18일의 MRI에서는 「좌 유방 외측 경계에 64mm의 충실성(充實性)종양 확인. 피부로의 침윤(浸潤)도 확인.」
 CT에서는 「좌 유방암으로, 폐 전이 원격전이는 인정되지 않는다.」고 진단. 전신 상태는 매우 양호.
 거대 유방암으로, 피부흉벽 침윤이 있다는 증례다.

 일반적으로 암은 작아지고 나서 수술이든, 항암제 처방을 하는 것이 보통이다. 그러나 이 경우는 크고 동시에 피부 침윤이 있으므로 당 병원에서는 「활성산소제거법」과 「면역요법」을 시행했다.
 반년정도 지나면 종양은 더욱 커져 전이투성이가 되는 것이 보통이지만, 이 경우는 전혀 전이도 없고 암도 축소됐다.

 이렇게 당 병원의 치료법이 효과가 있다는 것이 밝혀졌다. 유방암 전이의 좋은 증례는 이 밖에도 많다.
 앞에서 말했듯이 우측 유방암 수술 후, 종격(縱隔)과 폐

의 안쪽에 전이한 여성(39세)이 내원해, 당 병원 치료로 급속히 개선된 사례도 있다.

내원 후 2년이 지났는데도, 현재도 아주 건강하고, 암이 있을만한 곳은 없다.
다만, 이 환자는 본인의 희망에 따라 당초부터 항암제를 사용했다.
유방암 전이투성이의 환자는 항암제와의 병용을 희망하는 사람도 일부 있다.

● 간장암 - 증례 7

C형 간염에 의한 간장암.
간장암의 경우 전이성이면 치료가 극히 어렵다.
C형 간염에 있어 간장에 암이 생긴 경우, 당 병원에서는 항산화 건강기능식품(하이드로젠 프리미엄) + 식이요법만으로도 이런 형태의 간장암이 개선되었다.

● 폐선 암(肺腺癌), 흉막 림프 전이 - 증례 8

환자: 1938년생, 남성

병명: 폐선 암 흉막/ 림프 전이

경과: 2010년 여름부터 심한 기침, 11월에 가까운 의원 진료. 폐에 음영이 있기 때문에, 큰 병원에서 진료. 폐암으로 진단됨.

　거대 암이 하나, 조금 작은 암이 2개.

　수술은 할 수 없고, 항암제도 효과가 없을 것 같아 「더 이상 할 것은 없다.」고 진단되었다.

2011년 2월 당 병원 진료.

치료: ① 반단식
　　② 식이요법
　　③ ⊖수소이온식품과 건강기능식품
　　④ 온열암반욕

의 4개의 병용치료를 시작했다.

　진료 후 2개월만인 2011년 4월말에 CT를 촬영했다. 3개의 큰 암중 2개가 현저하게 축소됐다. 병원의사는 「무슨 치료를 했습니까?」라고 크게 놀라며 말했다.

　컨디션도 완전히 좋아졌고, 기침은 완전소실. 전체적으로는 순조(정상)다.

● 폐선 암, 뇌와 전신 전이 – 증례 9

환자: 1936년생, 남성
병명: 폐선 암 다발성 뇌 전이, 다발성 간 전이, 췌장 꼬리 부분 3cm 종양, 흉부 전이
경과: 2011년 1월 기침이 나와 대학병원 진료.
여러 가지 검사 결과, 상기 내용으로 진단되었다. 병원에서는「할 것은 아무것도 없다. 1개월 내의 시한부 생명. 통증완화 케어병원을 소개합니다.」라고 했다.
2011년 2월초에 당 병원 진료.

치료: 대학병원의 진단으로 「어느 것 하나를 잘라 내더라도 치명적입니다.」라 말하며 몹시 놀랄 수밖에 없었다.

그리고 「아무리 나라도 이런 무서운 암 투성이는 일단 치료하기 어렵다. 낫는다고 생각하지 말아달라.」라고 말했다.

또한 최선의 방법을 말하고, 건강기능식품을 섭취할 것을 지시했다. (수소식품 + 동충하초 식품)

일단 2개월 후에 내원 하라고 말했지만, 속마음으로는 두 번 다시 만나지 못할 것이라고 생각했다.

그런데 4월말, 부인과 아들과 걸어서 내원했다. 그 전날 근처의원에서 CT를 찍은 일로 내원했다. 그 CT를 보고 나는 깜짝 놀랐다. 뇌 다발 전이도, 간 다발 전이도, 췌장 꼬리부분의 암도, 폐의 원인불명 종양도 모두가 축소된 것이다.

물론 컨디션도 좋아졌고, 이상한 콜록거림도 완전히 없어졌다. 그는 내게 「정말 치료가 잘된 것 같다.」고 말했다.

이런 무서운 암이 치료되었다면 그것은 기적이다.

금후를 기대한다.

● 뇌종양에도 효과 있는 ⊖(마이너스)수소이온

일반적으로 뇌에 전이되었다면, 약은 효과가 없다.

그 이유는 혈액뇌관문(血液腦關門)(BBB=Blood Brain Barrier)이 있어, 일반 약은 뇌에 도달하지 않기 때문이다.

그런데 증례 9에서는 뇌종양이 작아졌다. 그 이유는, ⊖수소이온은 분자가 극히 작아, 쉽게 뇌로 가서 효과를 발휘하기 때문이다. 따라서 뇌종양도 자라지 못하게 한다.

나와 절친한 나이토 마레오 내과의사(「수소의 가능성」 공동저자)한테서, 최근 9세 아이의 뇌종양이 극히 작아졌다는 보고를 받았다. 물론 ⊖수소이온을 사용해서의 이야기다.
이런 일은 ⊖수소이온같이 분자가 작지 않고는 기대할 수 없다.

● 대장암 - 증례 10

환자: 1939년생, 여성
병명: 대장암(맹장부의 대장암)
경과: 2009년 12월 하혈로 병원수진.
　　　CT 판정, 맹장과 상행결장부위 약 8cm 대장암.
　　　수술이 바람직하지만, 혈압이 235/110으로 매우 높아, 혈압이 내려가면 수술하자라고 말했다. 그러나 그녀는 남편과 상의해 대체의료를 하고 있는 의사에게 진료한 후, 그 의사가 다시 우리 병원을 소개. 2010년 1월 당 병원 진료.

치료: 당 병원이 하는 방식(치료법)을 권했다.
　　　건강기능식품은 물론 ⊖수소이온 건강식품 중심으

로 함.(미국산 동충하초를 함께)

 바로 하혈은 개선되고, 2개월 후 혈압은 137/80까지 내려갔다. 혈압은 빈딘식을 확실히 하면 반드시 정상화 된다. 그 후 전신 상태가 아주 좋아졌다.
 2010년 10월에 CT를 찍었는데, 전이는 발견되지 않았다. 2011년 방심, 내가 먹어서는 안 된다고 지시한 것을 먹었는데 대상포진이 발병했다. 병원에서 약으로 치료했는데 결과가 나빠, 컨디션 악화, 병원 권유로 수술했다.

「아마도 4기, 복막이며 림프에 전이가 있을지도 모른다. 인공항문이 될 수도 있다.」라고 말했고, 수술은 빠른 시간 안에 끝났다.
「어디에도 전이가 없습니다. 종양은 굳어서 돌같이 되어있어 뚝 잘라냈습니다. 물론 인공항문은 하지 않아도 됩니다. 식사생활과 대체의료가 매우 좋았군요.」라고 수술의사가 말했다. 물론 병원에서 그 후의 치료도 필요 없다고 했다.
 그녀는 1년간 내 방식의 치료로 완치된 것이다.
 그런데, 암 발생 장소가 너무나 항문에서 먼 소장 가까이에 있었기 때문에 그것을 몰랐던 것이다. 수술 후에야

비로소 경과가 좋았음을 알게 되었던 것이다.

환자에게도 가족에게도 매우 기쁜 일이었다.

● 폐 소세포(小細胞)암 - 증례 11

환자: 1944년생, 남성
병명: 폐 소세포암
경과: 2009년 11월 기침이 나와 이상해서 병원 진료.

2010년 1월 여러 가지 검사 후 (CT, 기관지 내시경, 조직검사 등)에서 폐 소세포암으로 진단되었다.

부인은 그 말을 듣고 쓰러져 흐느껴 울었다. 부인이 간호사라서 폐 소세포암 후유증이 얼마나 나쁜지 잘 알고 있기 때문이었다.

당 병원 진료. 「이 경우는 항암제가 부득이하다. 항암제를 하기 전에 ⊖수소이온 건강기능식품을 대량으로 섭취하도록 권유했다.」

나는 항암제 사용에 반대하지만 예외는 있다.

폐 소세포암은 후유증이 최악의 암이라, 일단 항암제로 해서 2월에 입원해 5월까지 4번 항암제를 사용하고 퇴원했다.

입원기간에도 ⊖수소이온건강식품은 계속 먹었다.

퇴원 시, 암은 뢴트겐으로 보이지 않았다.

폐 소세포암의 경우 일단 항암제 효과가 있는 것처럼 보여도, 2~3개월이 지나면 효과가 없어진다. 주치의도 이것을 각오하고 있었을 것이다.

그런데 그 후 1년 이상 현재까지 암이 없어진 채 그대로다. 물론 ⊖수소이온건강식품(하이드로젠 프리미엄)을 계속 먹고 있다. 주치의는 검사를 할 때마다 고개를 갸우뚱하며「이상하군요!」를 반복했다고 한다.

⊖(마이너스)수소이온 효과라는 것 이외에는 다른 것은 생각할 수 없다.

● 자궁 경부 암 - 증례 12

환자: 1967년생, 여성
병명: 자궁 경부 암, 폐 전이
경과: 2008년 4월에 자궁 경부 암으로 수술했다.
 그러나 2011년 3월, 폐에 1cm 크기의 전이라고 생각되는 음영이 출현, 항암제를 거부하고 당 병원에 내원

치료: ㊀수소이온 건강식품투여 (후코이단도 함께)
　　　또, 반단식 ⇨ 식이요법

　그 후 이 여성의 컨디션이 매우 좋아졌다. 7월의 CT에서 폐 전이는 없어졌다. 암 마커도 완전히 정상치였다. 초기 전이는 이렇게 매우 확실하게 치료되는 일이 많다. 물론 이 여성도 앞으로의 경과관찰은 확실히 해야 한다.

● 자궁암 - 증례 13

환자: 1950년생, 여성
병명: 자궁암
경과: 2009년 여름 대하(帶下)때문에 병원진료.
　　　CT, MRI에서 자궁암으로 진단, 수술을 권했다.
　　　당 병원에서 진료.

치료: 식사개선과 가장 좋은 건강기능식품(㊀수소이온,
　　　미국산 고급 동충하초 등) 투여.

　당 병원 수진 2개월 후, 다른 병원에서는 역시 수술을 권유했기 때문에 MRI를 찍었다.

전혀 암일 만한 곳이 발견되지 않았다. 그러나 그 병원 의사는 「암이 없어질리 없다! 예정대로 수술하자!」라고 말했다고 한다.

 그래서 환자가족은「만약 수술해서, 검사결과 정상이라면 선생님은 정상기관을 잘라낸 것이 되겠군요! 그렇다면 범죄가 아닙니까?」라고 말했다.

 놀란 것은 담당 의사였다. 의사는 이 말에 질려 아무 말도 하지 못했다고 한다.

 수술은 중지.

 몇 개월 후 MRI 촬영. 완전 정상으로 나왔다. 다시 1년 후, MRI와 CT를 시행. 이때도 완전히 깨끗함. 역시 완치된 것이다.

 만약 수술을 했다면, 자궁이 유착되었을 것이고, 정상 장기는 이미 사라지고, 하늘이 주신 장기는 없어졌을 것이다.

 이런 사례를 생각하면 현대의료의 강압적이고 억지를 부리는 일은 도대체 누구 때문이란 말인가?

 자궁암 이상으로 성적이 좋은 것이 자궁경부암이다. 4기라도 3기라도 식사요법과 건강기능식품만으로도 1기로 된 예는 아주 많다.

● 유방암 - 증례 14

환자: 1960년생, 여성
병명: 왼쪽 유방암
경과: 2006년 8월 왼쪽 유방 응어리로 대학병원 진료.
　　　왼쪽 유방암으로 진단.
　　　수술을 권했지만, 전체를 떼어낼 수밖에 없다며 환자가 이를 거부. 다른 병원(암)에서 진료하고, 수술 이외의 치료를 희망하자, 수술하지 않으면 2~3년이 시한이라고 말했다. 절망 중에, 효소의료에 대한 책을 보게 되어, 2008년12월 당 병원에서 진료.
　　　CT를 찍었더니「좌 유방 외측에 굵은 종양 있음. 일부 피부에 경련이 보여 피부 침윤이 의심된다. 폐복부로의 전이는 없다. 림프절 부종도 없다.」라는 소견이었다.

치료: ① 가장 좋은 건강기능식품 투여
　　　② 반단식 ⇨ 식사요법을 반복
　　　③ 물리 요법
　　　④ 라이프스타일(생활 습관) 개선

2009년 8월, CT에서 암이라고 생각되는 종양은 대폭 축소되었고 피부경련도 거의 볼 수 없었다.

2011년 7월, CT에서 종양의 존재조차 찾아 볼 수 없게 되었고, 긴디션도 더없이 좋아졌다.

완치된 것이라고 생각된다. (*)

5. 모든 질병에 관여하는 활성산소

● 산소가 없으면 죽는데 왜 독인가?

 여기서 새삼스럽게 활성(유해)산소에 대해 설명한다.
 인간은 산소가 없어지거나 줄어들면 죽음과 직결된다. 그러므로 산소만큼 중요한 것은 없다! 라는 것은 누구나 잘 알고 있다.
 일반적으로 공기의 80%는 질소이고 20%는 산소다. 공기 중에 산소가 12~16%라면 맥박수나 호흡수가 늘어나, 뇌기능이 저하되어, 서서 살아갈 수 없었을 것이다. 만약 6~10%라면 의식불명이 되고, 6%이하면 즉사에 이른다.
 그렇다면 산소농도가 짙은 상태로 생활한다면 건강해질 것이라고 생각하는 사람도 있을 것이다. 실제 고압산소로 만든 산소방이라는 것이 있었고, 산소방을 이용하는 사람들도 있었다. 그러나 산소농도를 높게 한 생활을 계속한다면 오히려 심각한 질병에 걸리게 되고, 수명이 짧아지게 된다.
 쥐의 수명은 보통 2년 정도지만, 산소 100%의 방에서 기르게 되면 경련과 호흡부전을 일으키며 7일 만에 죽는다.

파리의 수명은 78일 정도다. 파리를 50%의 진한 산소 속에서 기르면, 수명이 23일 정도로 짧아진다. 산소에 독이 있다는 증거다.

1980년대 산부인과병원에서 일어난 신생아 사고는 산소 독에 의한 참극이었다.

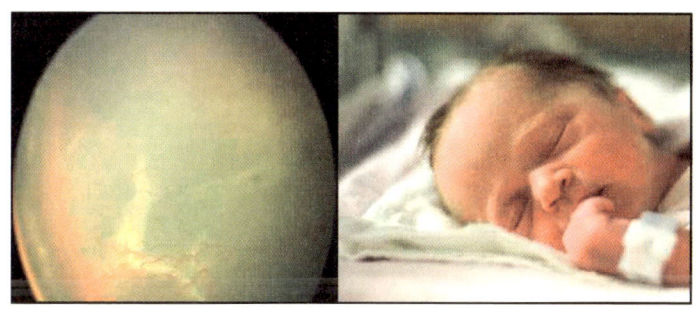

(사진, 미숙아 망막증은 산소 때문이다.)

막 태어나서 폐기능이 약한 아기들을 고농도 산소실로 들여보냈다.

아기들 전원이 장님이 되어버린 것이다.

이런 일이 일본과 세계 각국에서 일어났다.

미숙아 망막증이다. 아기는 망막이 아직 발달되지 않아, 고농도 산소 독에 견디지 못하고, 눈이 장님이 된 것이다. 당시에는 이런 원인을 병원에서도 알지 못했다.

● 운동이 지나치면 단명으로 끝나는 이유

 스포츠선수나 씨름선수, 역도선수, 에어로빅선수 등이 장수한 사람이 있을까?

 이와 같은 선수에게서 단명한 사람이 많이 나오는 것은 활성산소의 독 때문이다.

 집파리를 250미리 리터의 작은 유리병에 넣어 기르는 무리와 30리터의 큰 유리병에 넣어 기르는 무리로 나누고, 공기의 출입은 자유롭게 해서 사육한 실험이 있다.

 작은 유리병에 들어있는 파리는 38일 살았는데, 큰 유리병 파리는 16일 살았다. 작은 유리병 쪽이 2배 이상이나 살았다.

 그 이유는 작은 병의 경우 좁기 때문에 꼼짝 않고 있는 시간이 많았고, 큰 유리병 쪽은 넓기 때문에 평상시처럼 활동하고 운동했기 때문이다. 운동이 지나쳐 활성산소 투성이가 되어 단명으로 끝난 것이다.

 따라서 스포츠선수는 주의를 기울이지 않으면 위험하다. 특히 마라톤, 씨름, 럭비, 축구, 유도, 에어로빅, 레슬링, 복싱 역도 등의 선수는 은퇴 후 철저하게 활성산소를 제거하지 않으면 단명할 가능성이 많다.

● 생활습관병도 난치병도 모두 활성산소가 주원인

인간은 공기 중의 산소를 호흡하여 이산화탄소를 배출하며 생활한다. 체내에 들어온 산소의 2% 정도는 활성산소로 변한다.

활성산소는 대단히 불안정한 1개의 전자를 가지며, 다른 물질(다른 세포)에서 전자를 빼앗아 스스로 안정된다. 전자를 빼앗긴 물질(세포)은 대단히 불안정하기 때문에 새로운 전자를 또 다른 물질(세포)에서 끌어들여야 안정된다.

이런 현상은 정상적인 상태에서는 잘 일어나지 않는다. 산화는 도미노 현상처럼 연속해 일어나게 된다. 이것을 프리라디칼에 의한 산화현상이라 말한다.

그러나 활성산소는 인간에 있어서 필요한 경우도 있다. 체내에 침입한 세균이나 바이러스를 공격하는 임무를 갖고 있기 때문이다. 건강한 몸이라면 세균이나 바이러스를 격퇴한 활성산소는 체내의 항산화물질 즉 스캐빈저 등에 의해 무독화 되어 물이 되어 배출된다.

그러나 활성산소 현상이 과다하거나 분해하는 효소가 적게 되면, 과잉된 활성산소는 반대로 자신의 세포를 공격하게 된다.

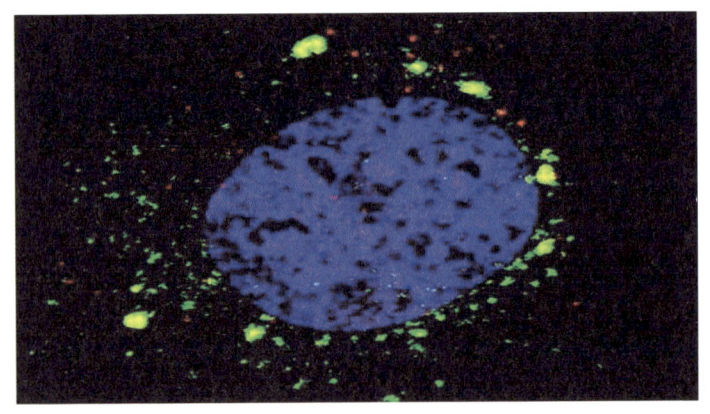

(사진, 활성산소-세포 주변의 형광색이 활성산소)

특히 최근같이 음식물이 넘치는 시대에는 대장 내부에서 부패가 일어나, 세균 감염을 불러일으킨다. 부패와 감염을 처리하는 백혈구에 의해 활성산소는 과다하게 발생하게 되고, 자연히 몸을 괴롭히게 된다.

CT 등에 의한 방사선 피폭(被爆, 방사능을 쬠)도 마찬가지다. 컴퓨터 사용 등으로도 전자파에 의한 활성산소 투성이가 된다. 비행기로 왕복하는 생활이 많은 경우도 마찬가지다.

이런 원인들이 모여 몸은 지치게 되고 중증의 질환으로 발전한다. 기미, 주름, 간단한 감기뿐만 아니라, 암도 생활습관병도 난치병도 모두 활성산소가 주요 원인이다.

● 산화(酸化)란 무엇인가? 환원(還元)이란 무엇인가?

「산화(酸化)」란 어떤 물질이 화학반응을 일으켜 산소와 결합 하는 것이다. 「환원(還元)」이란 산화된 물질에서 산소를 제거하는 것이다. 수소를 중심으로 보면 어떤 물질에서 수소를 빼앗은 것이 산화, 수소를 주는 것이 환원이다.

철, 동 등이 녹스는 것은 공기 중의 산소에 의해 산화된 결과이며 반대로 녹이 낀 철을 수소 가스 속에 넣으면 산소와 수소가 결합해 물이 되고 철은 녹이 없었던 상태로 되돌아간다.

산소분자는 불안정하기 때문에 다른 물질(세포)에서 전자를 빼앗아 스스로 안정하려는 물질이다. 철이나 동이 녹슬었다는 것은 그 상태가 화학적으로 안정됐다는 것이다. 일단 녹을 떼어낸다 해도 원래 상태가 오래 지속되지 못하는 것은 바로 그 때문이다.

산화와 환원을 좌우하는 근본 인자는 전자(e-)의 교환이다. 산화란 전자를 잃는 것이며, 환원이란 전자를 얻은 것이다. 사람도 전자가 적거나 없는 것을 섭취하게 되면 산화체질로 되어 질병에 걸리기 쉬워진다.

● DNA, 효소, 세포막 등 전신에 활성산소가 공격

 활성산소가 탄생하면 유전자의 집합체인 DNA, 대사에 없어서는 안 되는 효소, 단백질과 지방이 많은 세포막에 영향을 미치게 된다.
 활성산소의 맹렬한 공격을 받은 세포는 전자를 빼앗기고 산화되고 만다.

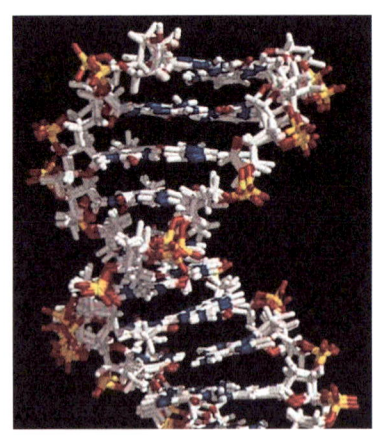

(이미지, DNA 와 RNA)

 예를 들면 DNA 구성 분자가 전자를 빼앗기면 세포막 복제에 이상(에러)이 발생한다. 그렇게 되면 DNA는 정상적인 본래의 임무 수행이 불가능해진다. 효소도 전자를 빼앗기면 효소 기능을 상실하게 된다. 세포막이 공격받는 경우는 과산화지질반응이 일어나 세포막이 파괴된다. 온몸 다른 부위에서도 이렇게 계속 공격받게 되는 것이다.

● **대표적 유해 활성산소란?**

대기 중의 산소를 O_2로 표기하지만, 사실은 3중항산소라는 $^3O_2$의 상태다.

3중항산소는 비교적 약한 산화력밖에 없다. 대기 중 3중항산소의 산화력이 강했다면 인류는 물론 생물도 존재할 수 없었을 것이다. 그러나 산화력이 약하다고 해도 시간이 지나면 철도 녹슬고 알코올도 식초로 변하는 등 천천히 산화가 진행되는 것이다.

날씨가 추워지면 1회용 주머니 난로를 사용하게 되는데, 이것은 철분이나 활성탄 성분이 산화하면서 열을 발생시키기 때문이다. 산소에는 약한 3중항산소 산화 이외에 매우 강한 것들도 있다.

① 슈퍼옥사이드라디칼
② 과산화수소
③ 일중항산소

④ 과산화지질라디칼

⑤ **하이드록실라디칼**

이상 5개가 대표적인 유해 활성산소다. 특히 가장 강력한 존재가 ⑤의 하이드록실라디칼이다.

● 암을 일으키는 하이드록실라디칼

활성산소는 물이나 산소로부터 생겨나와 산소보다도 훨씬 활성도가 강한 분자다. 프리라디칼이란 부대전자(不對電子, 홀 전자, unpaired electron, 전자가 2개 들어 있을 때 그 전자를 짝진 전자라 하고, 전자가 1개 들어 있을 때 그것을 홀 전자라고 한다.)가 있는 분자다. 물은 H_2O로 나타내지만 결합력이 아주 강해 100도 이상의 열을 가열해도 안정성을 유지한다. 그런데 아주 큰 에너지 예컨대 방사선 등을 쏘이면 그 결합이 끊어진다. 말하자면 물에 방사선이 닿으면 H· 와 HO· 라는 2개의 프리라디칼이 생성된다. (· 는 부대전자)

한편 HO· 는 하이드록실라디칼이라는 활성산소의 하나며, 지극히 활성이 높은 악당이다. 다음의 4개(슈퍼옥사이드라디칼, 과산화수소, 일중항산소, 과산화지질라디칼)를 보통의 폭탄이라 한다면 하이드록실라디칼은 원자폭탄에

나 비교할 수 있을 정도로 매우 지독한 악당이다.

이들 중 활성산소임과 동시에 프리라디칼로 있는 것은 슈퍼옥사이드라디칼, 과산화지질라디칼, 하이드록실라디칼이다.

그리고 암에 특히 관계하는 것은 하이드록실라디칼이다.

활성산소의 성질을 간단히 정리하면 다음과 같다.

◆ 슈퍼옥사이드라디칼

산소분자를 구성하는 2개의 원자 안에 1개의 제 4궤도에 1개의 전자가 들어갔기 때문에 생긴 유해 활성산소. 몸 안에서 처음에 대량으로 발생하는 활성산소다.

미토콘드리아에서 에너지를 만들 때 전자를 산소에 넘겼기 때문에 생긴 것이 슈퍼옥사이드라디칼이다.

◆ 과산화수소

산소분자의 총 10개의 궤도 전체에 전자가 들어간 상태. 10개의 궤도 전체에 2개씩 전자가 돌고 있으므로 당연히 안정된 것 같아 보이지만 독성은 비교적 강하다. 과산화수소에 물을 더하면 옥시풀이라는 소독약이 된다.

과산화수소는 강력한 투과성이 있어, 세포막을 빠져나가 세포 속에 있는 철이나 동이온과 결합해 하이드록실라디칼로도 변한다.

◆ 일중항산소

몹시 흉악한 활성산소다. 주로 자외선에 의해 발생한다. 산화된 튀김기름의 수천 배의 산화력이 있는 것이 일중항산소다.
피부암의 원인은 이 활성산소라고 한다.

◆ 과산화지질라디칼

활성산소에 의해 식물기름이나 생선기름 등의 불포화지방산이 산화되어 부대전자를 갖는 것을 과산화지질라디칼이라 한다.
이 활성산소는 새로운 불포화지방산을 빼앗아 과산화지질라디칼을 만들어 세포막의 지질이나 핵산을 공격해 산화를 확대해 나간다. 연속해서 도미노현상처럼 진행되어 산화한다면 몇 십억의 세포파괴도 생길 수 있다.

◆ 하이드록실라디칼

활성산소 중에서 가장 지독한 악당이다.

암이 되는 최종 DNA 파괴자아밀로 하이드록실라디갈이다.

「겨우 하나의 세포에 자리 잡는 하이드록실라디칼에 의해 50%나 사망한다.」 라고 말할 정도다.

● <u>암세포는 매일 1만개가 만들어지고 있다.</u>

우리 몸속에는 60조개의 세포가 있다고 한다. (최근의 미국 영양학에서는 100조개로도 말하고 있는데 일단은 60조개로 해두자.)

세포의 중심에는 핵이 있으며 핵 속에 유전자정보를 담당하는 DNA가 있다. DNA의 유전정보에는 신체의 기반을 구성하는 단백질 만드는 법에 대한 매뉴얼이 짜여 있다.

단백질은 아미노산이 붙어있는 것이다. 어떤 종류의 단백질이 어느 부위에서 언제 얼마큼의 양이 필요한지 등이 기록되어 있는 것이 DNA다.

DNA는 생명에 관련한 매뉴얼이며 매우 많은 정보가 입

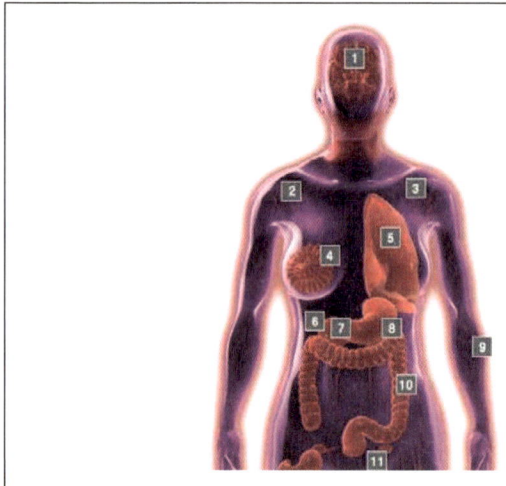
(이미지, 암의 주요 발생 부위)

력된 테이프 같은 대단히 중요한 존재다.

주로 핵 속에 나머지는 미토콘드리아에 자리 잡고 있는데, 사다리를 꼬아 놓은 듯한 이중나선구조라고 한다.

이중나선구조가 활성산소에 의해 계속 절단되는 것을 이중나선절단(Double-Strand Break)이라고 한다. 이중나선절단이 생기면 DNA에 장해가 생겨 단백질 합성 정보에 차질이 생긴다. 이것을 「돌연변이」라고 한다.

돌연변이로 생체에 부적당한 단백질이 만들어지면 암이 발생한다. 하나의 암세포는 분열에 의해 증식한다. 인간은 정상상태라도 이런 암세포가 매일 3,000~10,000 개가 만들어지고 있다.

일반적으로는 면역기구(스캐빈저)가 복원시켜 암으로 발전하지는 않는다.

그러나 이런 면역기구 제어장치가 고장 난 경우, 암을 향해 진행한다.

발암촉진물질 등이 몸으로 계속 들어와 이상세포의 분열 증식 속도에 박차를 가할 때, 암세포는 진짜 암으로 진행되며 무한증식을 시작한다.

● 암유전자 , 암억제유전자, DNA 복원유전자

최근의 정보는 DNA속에 「암유전자」 「암억제유전자」 「DNA 복원유전자」가 존재한다는 것이다.

60조개의 세포전체에 이들 3가지가 존재하고 있다고 하는 것이다.

암유전자는 세포를 분해 증식시키는 지령을 내리는 유전자다. 암세포증식만이 아니라 정상세포에도 분열 증식하는 지령을 내리는 역할을 하므로 결코 나쁜 것만은 아니다.

암억제유전자는 반대로 세포증식을 중지시키는 역할을 하는 유전자다. 노폐물이며 불량세포를 제거하는 작용을 하는 것이다.

DNA 복원유전자는 DNA가 받은 상처를 복원하는 책임을 가진 유전자다.

어느 것이나 각자의 입장에서 보면 필요한 일을 하고 있다고 볼 수 있다. 정상 건강인은 이들이 밸런스(항상성)를 유지하며 충분히 작용하고 있기 때문에 건강한 몸으로 살아 갈 수 있는 것이다.

발암물질, 방사선, 전자파의 침입으로 세포의 DNA가 상처를 입으면, 이들 유전자의 조정이 불가능해진다. 암억제 유전자가 상처를 입으면 암세포 이상증식이 시작된다. 무제한으로 번식이 일어나는 것은 이때부터다.

DNA 복원유전자가 파괴되면, 손상된 DNA는 복원되지 못하고, 죽어야할 불량세포는 오래 살게 되어 정상작동이 불가능하다. 암을 발생시키는 근본이다.

최근에는 활성산소의 공격에 의해 DNA가 상처를 입어 DNA 유전자가 손상된 결과 암으로 발전된다는 사고방식이 정설화 되었다.

그저 일일이 「유전자가 상처입고」라고 말하는 것이 번잡하므로 「DNA가 상처입어 발암한다.」라는 표현법을 쓴 것이다.

● 활성산소와 방사선의 인과관계

 방사선이 기준치 이상으로 몸에 닿았을 때, 체내 물 분자는 그 충격에 의해 분해되어, 활성산소가 발생한다.
 이 하이드록실라디칼은 DNA에 손상을 주고 세포를 변형시킨다. 그리고 암으로 변화된다. 방사선은 발암원인물질중의 발암원인물질이라 할 수 있다.
 활성산소라는 존재는 방사선 장해로 인해 발견되었다. 활성산소와 방사선은 떼려야 뗄 수 없는 관계에 있다.

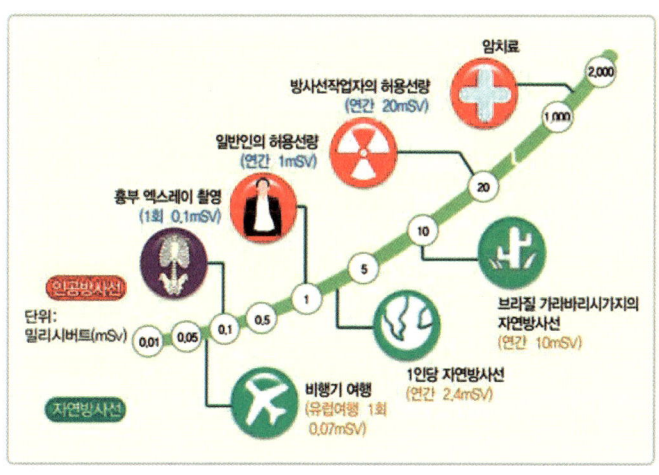

(그림, 자연방사선과 인공방사선량 비교, 1미리 시버트 이하가 기준)

●「암의 싹」이 생기는 단계, 급성장하는 단계

 1940년대 한 학자가 이니시에이션과 프로모션이라는 말을 했다.

 한 개의 세포가 암세포로 변하는 과정을 이니시에이션(형성개시기)과 프로모션(촉진기)의 두 단계로 설명한 것이다.

 이 2단계 설은 모든 암에 적용되어 현재도 폭넓게 지지받고 있다.

 이니시에이션이란 세포 속 DNA를 보호하는 이중나선구조가 절단되어 DNA를 손상 입히고 정상적인 유전정보를 뒤바꾸거나, DNA 일부를 결손 시키는 것을 말한다.

 세포가 돌연변이를 일으켜 「암의 싹」이 되는 것이다. 대부분은 면역시스템(특히 스캐빈저의 존재)에 의해 복원되어 암의 싹은 죽어버린다.

 그런데 몇 번이고 공격이 반복되어 갈기갈기 잘릴 경우 암은 암답게 자라게 된다. 그래서 면역시스템의 복원도 필사적으로 행해진다. 이때까지를 이니시에이션이라 한다. 이니시에이터(initiator)란 확실한 암의 원인 즉 진범(眞犯)인 것이다.

프로모션이란 암의 싹이 생긴 후 급속히 커지는 촉진기를 말한다.

 이니시에이션 시기부터 발전해서 급속하게 암답게 분열하기 시작해 크게 자라나는 시기가 프로모션 시기다.

 그리고 암을 크게 촉진시키고 후원하는 역할(서포터)을 프로모터라고 한다.

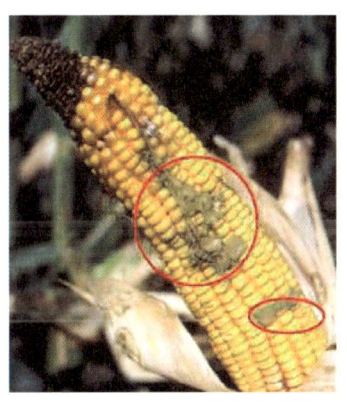

(사진, 옥수수의 아플라톡신 발암물질)

 이니시에이터는 확실한 발암물질이지만 이니시에이터로만 있고 프로모터로 되지 않는 것도 많다.

 예컨대 아플라톡신(aflatoxin) 따위 진균은 이니시에이터이고 강한 발암물질인데 프로모션의 시기에 아플라톡신을 쥐에게 투여해도 번식하지 않으므로 아플라톡신은 프로모터는 아니라고 판명됐다. 실험으로도 밝혀졌다.

 단지 이니시에이터 겸 프로모터라고 하는 것들도 꽤 있고 구별이 되지 않는 경우도 있다.

 이니시에이션 시기는 비교적 짧은 시간으로 끝나게 되지만 긴 경우도 있다. 프로모션 시기는 비교적 길다. 몇 년이나 걸린다. 이 시기는 새로 만들어지기 시작한 암세포군이 증식하여 큰 덩어리로 성장, 눈에 보일 정도의 종양으로 형성될 때다.

 아무리 프로모션단계에 들어갔다 해도 초기 암세포는 그리 빨리 성장하지 못한다. 어떤 조건요소가 있어야 성장 번식하게 된다.

 말하자면 프로모션 초기의 암이 성장에 적합한 조건이 되었는지 아닌지에 따라 암의 진행이 결정된다.

 가장 강력한 프로모터는 어육란(魚肉卵)의 동물성 단백질이다. 프로모션시기에 이것들을 먹지 않으면 암은 성장 증식하지 않을 가능성이 지극히 높다.

 덧붙여 암이 확실하게 성장, 점점 커지는 시기를 프로그레이션(진전기)이라고 한다.

● <u>활성산소가 관계하는 대표적 질환</u>

 가벼운 질병에서 무거운 질병까지 거의 모든 질병의 주 원인은 활성산소다.
 구체적으로는 다음과 같다.

 감기/위염 대장염 장염 췌장염/기미 주름/간질/뇌졸중/노인성 치매/심근경색/협심증/당뇨병/화상/류머티즘/간염/아토피/암/파킨슨병/수술침습/노화/갑상선/고혈압/천식/폐기종/코 질환/귀 질환/치질/교원병/부인과병/신경질환/백내장 외 눈 질환/신장병 등

● <u>활성산소를 만드는 근본원인</u>

 활성산소를 만드는 원인을 열거하면……

 스트레스/ 어딘가의 염증, 감염일 때/설탕 및 사탕과자와 고 GI(저당지수)식/트랜스 지방을 많이 섭취했을 때/산화된 지방을 많이 섭취했을 때/과식 폭식 과음/생활습관의 문란/
 화학약제 상용/아크릴아미드/잔류농약/초산성 질소/자동차

나 공장의 배기가스/자외선/전자파/고압산소/담배/혈액이 일시적으로 차단되어 다시 흐르기 시작할 때/수술/강한 스트레스/방사선 치료/
호르몬이 분비될 때/과격한 운동/모세혈관순환 부진/발암물질(아플라톡신, 벤조피렌 등)/열을 가한 음식/고단백질 식사/제트기 탑승 등 (*)

6. ⊖(마이너스)수소이온은 암에 효과가 있나?

● 활성산소를 무해화 하는 스캐빈저 - 3개의 패턴

인간은 활성산소가 출현한다 하더라도 무해한 물질로 변환시키는 물질을 준비하고 있다. 활성산소를 무해한 것으로 변화시키는 물질을 스캐빈저라고 한다. 스캐빈저란 원래 영어로 청소부를 의미하고, 항산화력을 갖는 물질을 가리킨다.

스캐빈저는 다음 3가지 패턴이 있다.

① 활성산소가 발생하지 않도록 근본적으로 억제하는 항산화물질
② 난폭한 활성산소를 잡아 온순하게 하는 항산화물질
③ 활성산소로 입은 피해를 복원하여 정상적인 상태로 재생시키는 항산화물질

● 어떤 물질이 스캐빈저가 되는가?

활성산소가 지나치게 많이 발생한다고 해도 침해당하도록 내버려두지 않는 것이 인간이다. 스캐빈저는 전자를

제공하여 활성산소를 물과 이산화탄소로 바꿔서 처리한다. 대표적인 활성산소에 대한 스캐빈저는 다음과 같다.

◆ 슈퍼옥사이드라디칼에 대한 스캐빈저

 만약 슈퍼옥사이드라디칼이 출현했는데도, 활성산소를 제거할 수 없다면 어떻게 될까?

 제거되지 않는다면, 몸은 상처투성이가 되어 오래 살 수가 없을 것이다. 그런데 SOD(슈퍼옥사이드디스뮤타제, Superoxide dismutase, SOD는 슈퍼옥사이드라디칼을 산소와 과산화수소로 바꿔 줌으로써 독성으로부터 세포를 방어)라는 효소가 활성산소와 결합하여 무해(無害)한 이산화탄소로 바꾼다. 또 일부는 비교적 무해한 산소와 과산화수소로 변화 시킨다.

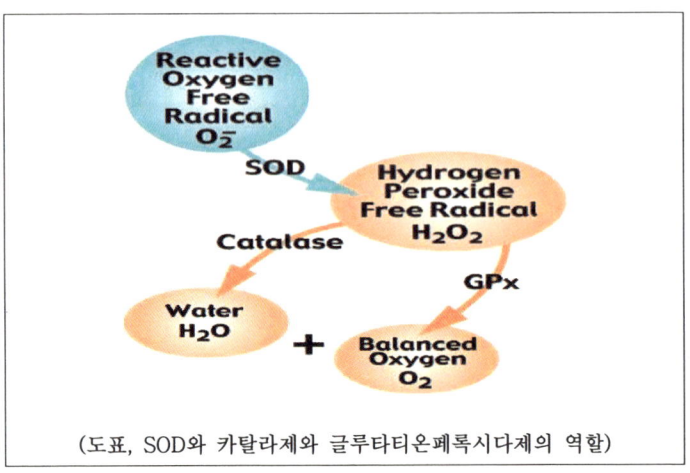

(도표, SOD와 카탈라제와 글루타티온페록시다제의 역할)

SOD 외에 비타민 C도 슈퍼옥사이드라디칼에 대해 같은 작용을 한다. 다만 SOD 쪽이 훨씬 강하다. SOD 1개로 수천의 활성산소를 상대하지만, 비타민 C는 1개의 활성산소밖에 상대하지 못하기 때문이다.

◆ 과산화수소의 스캐빈저

과산화수소자체는 구조상으로 라디칼이 아니다. 얼른 보기에 안정되어 보이고, 성질도 온순하다고 생각하기 쉽지만 그렇지 않다.

과산화수소는 투과성이 강해, 세포막을 빠져나가 철이나 동과 결합해서 세포내에서 하이드록실라디칼로 변신해 매우 무섭다. 그 밖에 계속해서 발생하는 슈퍼옥사이드라디칼과 반응해서 하이드록실라디칼로 변신하거나 일중항산소로도 변신하기도 하는 엉뚱한 놈이다. 요컨대 이를 낳은 엄마가 과산화수소이기 때문에 이 단계에서 물이 되어 버리면 좋을 것이다.

과산화수소 스캐빈저는 글루타티온페록시다제(glutathione peroxidase)와 카탈라제(catalase)효소와 비타민 C다. 글루타티온페록시다제나 카탈라제의 항산화력은 매우 우수하다. 비타민 C도 뒤떨어지지 않는다.

◆ 일중항산소에 대한 스캐빈저

일중항산소는 강한 방사선, 강한 자외선, 강한 전자파가 원인이다. 과산화수소나 슈퍼옥사이드라디칼과 반응해도 일어난다. 일중항산소의 스캐빈저는 가장 강한 것이 카로티노이드(carotinoid, 카로틴과 유사한 색소군 으로 동식물계에 널리 분포)계 즉 α카로틴, β카로틴, 루틴, 리코펜, 크산틴 등이 있다. 특히 α카로틴은 β카로틴의 수천 배 효과가 있는 것 같다.

다음으로 카로티노이드계 정도는 아니지만 비타민 E, 비타민 C, 비타민 B_2도 효과가 있다. 그러나 이것만으로는 완전하게 제거할 수 없다.

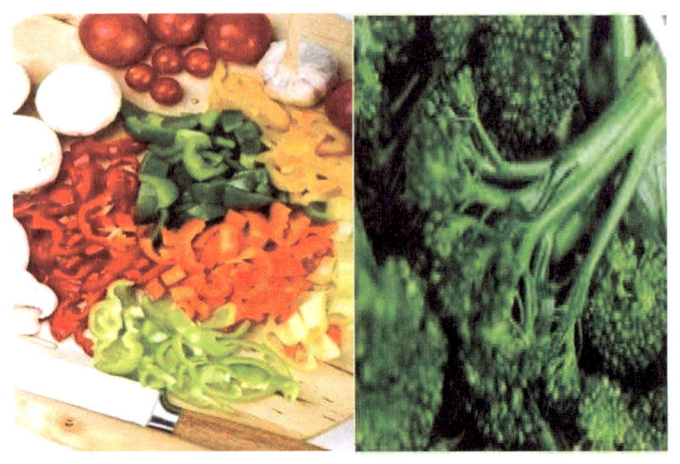

(사진, 카로티노이드가 풍부한 야채들)

◆ 하이드록실라디칼에 대한 스캐빈저

지금까지의 활성산소는 그래도 비교적 없애기 쉬웠다. 특히 최초에 발생하는 슈퍼옥사이드라디칼과 과산화수소는 쉽게 제거된다.

그러나 악역중의 악역(악당) 하이드록실라디칼이 발생하면 정말 큰일이다. 인간은 하이드록실라디칼을 없애는 효소를 갖고 있지 않기 때문이다.

이 악역을 해치우는 항산화물질은 없을까?

없는 것은 아니다. 일반적으로 완전하지는 않더라도 그럭저럭 없애는 것은 발견할 수 있다.

오직 α형 천연 비타민 E, 카로티노이드계 색소와 프라보노이드계 색소 정도다.

그러나 암이 전이하거나 하면 소거(消去, 제거)가 불가능하다. 암은 어쨌든 무수히 번식한다. 동시에 무수히 하이드록실라디칼을 새로 만들어낸다.

결국 암과 하이드록실라디칼은 당연히 한 몸이라고 해도 과언이 아니다. 그 때문에 어지간한 스캐빈저(항산화물질)로는 도저히 소거할 수 없다. 그래서 음식물을 충분히 섭취하는 것만으로 암의 전이를 방어할 수 없게 된다.

그래서 기대할 수 있는 것이 항산화력을 갖는 건강기능식품이다. (하이드로젠 프리미엄 같은)

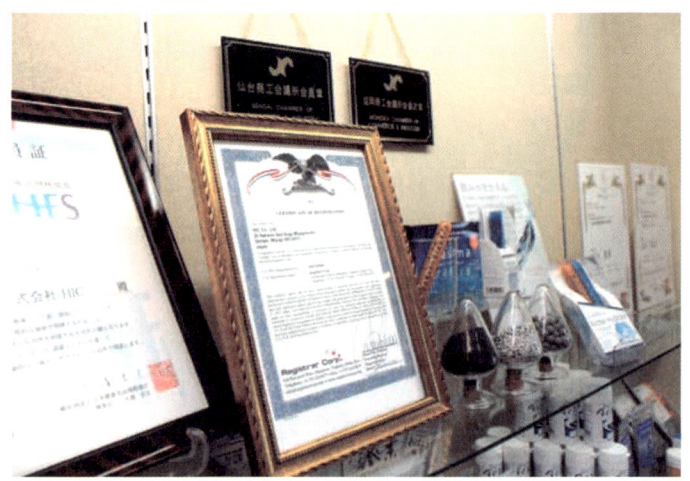

(사진, 하이드로젠 프리미엄 칼슘 특허증, 원료 전시)

● 특히 항산화력이 높은 것은 어떤 물질인가?

지금까지 말한 스캐빈저를 열거하면 비타민 C, 비타민 E, 비타민 B_2, 프라보노이드계 색소, 카로티노이드계 색소 등이다.

강력하게 환원, 활성산소를 제거하는 스캐빈저는 이런 비타민, 미네랄의 파이토캐미칼(phytochemical, 식물영양소) 그리고 효소다.

● <u>암은 포도당만을 먹이로 해서 증식한다.</u>

암은 무한으로 계속 증식한다.
엄청난 익딩이다. 그럼 임은 도대체 어떻게 증식하는 것일까?
아무리 암이라 하더라도 먹이가 있어야한다.

암의 먹이는 포도당이다.

설탕이 나쁜 것은 설탕은 포도당 + 과당이기 때문이다. 절반인 포도당이 암의 먹이가 된다. 암은 포도당만을 먹는다는 것을 기억해야 한다.

덧붙여 PET 라는 검사는 이것을 이용한 것이다. 포도당을 주사해서 암에 먹이를 주어 그 장소를 인식해서 CT로 촬영한 것이 PET다.

암은 어디에서 포도당을 흡수할까? 포도당 같은 당질은 혈관의 혈구 내(모세혈관)에 존재한다. 세포질에도 존재한다. 여러 가지 악역을 하는 것이 하이드록실라디칼이다. 하이드록실라디칼은 세포막에 있든 세포핵 속에 있든 어디에서든 파괴와 살육을 반복한다.

세포를 파괴해 혈관을 찢는다. 침출(浸出)된 혈관 속에는

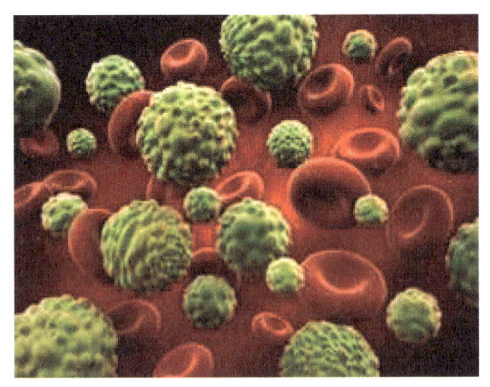
(사진, 암세포는 포도당을 먹이로 한다.)

충분한 포도당이 함유되어 있기 때문이다. 그 포도당을 먹이로 암세포는 번식한다.

이런 메커니즘으로 암세포는 급격히 번식하는데 반대로 말하면 하이드록실라디칼을 해치우면 암은 먹이가 없어져 굶어죽지 않을 수 없게 된다.

하이드록실라디칼이 만들어내는 침출된 혈액(그 속의 포도당)이 암의 주요 먹이가 되기 때문이다.

하이드록실라디칼이 물이 되어버린다면 포도당이 함유된 침출혈액은 생기지 않게 된다. 그러면 암은 굶어죽게 되어 자멸할 수밖에 없다.

● 암의 시조는 23억 년 전의 고세균(古細菌)

1930년 독일의 오토 바르부르크(Otto Warburg, 독일의 생화학자, 1931년 호흡효소에 관한 연구를 인정받아 노벨상, '노란 효소'라고도 불리며 세포의 탈수소 반응에 관여하는 플라빈 단백질을 최초로 분리) 박사는 「암세포에서는 산소가 충분히 공급되지 않은 상태라도 세포질에 있어서 염기성 당분해가 현저하게 증가했다.」는 것을 발견했다.

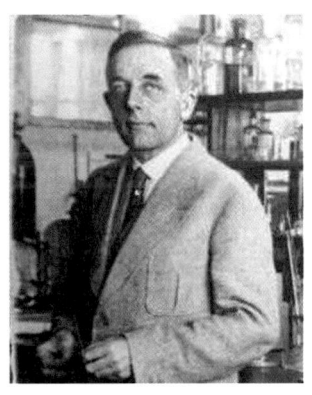

(사진, 독일 오토 바르부르크, 1931년에 노벨상을 수상)

이것을 「바르부르크효과」라고 한다. 그는 1931년 노벨 생리학, 의학상을 수상했다.

「바르부르크효과」란 암세포는 사람이나 동물이 보통으로 에너지를 얻는 방법(산화적 인산화 경로)을 쓰지 않고,

산소가 없는 곳에서 포도당만을 먹이로 해서도 번식한다는 것을 말한다.

보통의 에너지획득법은 산화(酸化)시켜 에너지를 얻는다. 즉 산소를 태워서 ATP라는 에너지를 얻는다. 이것은 매우 효율이 좋은 에너지획득법으로 산화적 인산화경로에 따라, 포도당 1분자에서 ATP는 38분자를 생산한다. 『생명에 있어 산소란 무엇인가?』(일본 講談社)의 저자인 고조(小城勝相)씨는 「산소같이 대량으로 지구상에 존재하고, 비교적 안전하게 큰 에너지를 얻을 수 있는 물질은 없다.」고 말한다.

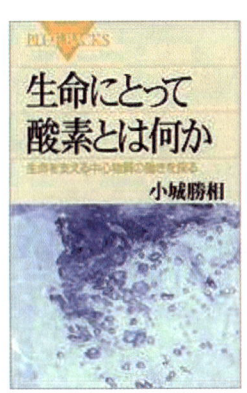

(사진, 책 표지-생명에 있어 산소란 무엇인가?)

그런데 암세포는 산소가 없는 곳에서도 살아갈 수 있다. 산화적 인산화를 사용하지 않고, 포도당을 먹이로써 혐기적(嫌氣的, 혐오하는 방법)으로 에너지를 얻는 것이다. 이것을 혐기성해당계라고 하는데 이런 방식으로는 포도당 1분자에서 ATP는 2분자 밖에 만들어낼 수 없다. 보통의 산화적 인신화 방법의 19분의 1이다. 왜? 임은 이린 효율이 떨어지는 에너지 섭취방식을 사용하는 것일까?

① 암세포는 혈액공급 부족을 예측해 저(低)산소 환경에 적응했다.

② 암세포는 산화적 인산화로 작용하는 효소의 이상(異常)상태로서 미토콘드리아 기능이 저하되어 있다.

③ 미토콘드리아의 산화적 인산화가 극히 저하되어 있다.

일단 3개의 학설이 있는데, 답이 어느 것이든 암은 산소가 없는 곳, 적은 곳에서도 살 수 있다는 것은 확실하다.

이런 가혹한 조건에서 살 수 있다는 것은 시아노박테리아와 아주 비슷하다.

지구상에 생명이 탄생한 것은 약 38억 년 전이다.

23억 년 전 무산소 상태에서 이산화탄소와 태양광으로 광합성을 시작한 것은 시아노박테리아(藍藻類, Cyanobacteria, 광합성을 통해 산소를 만드는 세균)다. 말하자면 암은 고세균이 되살아난 것이다.

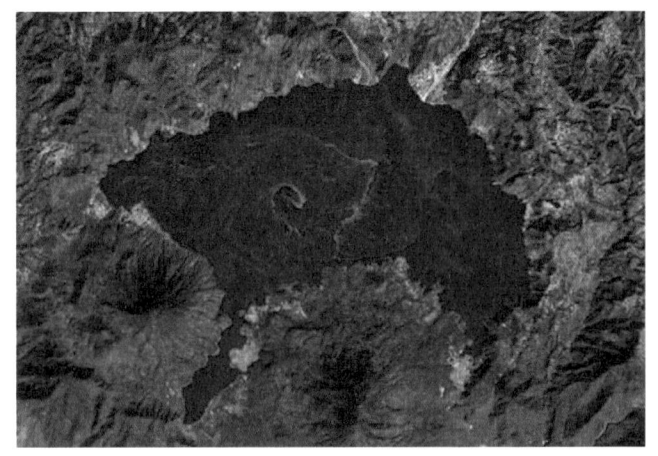
(사진, 시아노박테리아의 대표-호수의 알지, 과테말라)

 암은 무산소·저산소 상태로도 살아갈 수 있기 때문에 죽기 어려운 체질이다. 그런 의미에서 암은 대단한 힘을 가지고 있다고 말할 수 있다.

 암이 전이했다하면 어떤 방법을 쓰더라도(항암제든 방사선이든) 몰아내기가 어렵다.

 바르부르크효과에서 「종양이 지배(支配)혈관영역을 넘어 성장한 경우, 중심부가 저산소상태로 빠지기 때문에, 암세포가 환경적응을 위해 당을 분해하며 생존을 계속한다. 즉 저산소적응가설」이다.

 그러나 암은 20%의 산소가 있어도 에너지를 얻을 수 있다. 즉 암은 보통 무(저)산소상태에서도 번식하지만, 산소가 있다면 있는 대로 또 적응해 살 수가 있다.

 바르부르크효과의 결론은 다음과 같다.
「산소가 없는 곳에 암이 발생한다.」 말하자면 미소순환(微小循環, microcirculation, 모세동맥이나 모세혈관 등의 소 혈관영역에서 볼 수 있는 혈액순환)이 나빠질 때에 암세포가 발생하기 쉽다.
 그러므로 치료로서 절대 중요한 것은 미소순환의 개선(모세혈관의 혈류개선)이다.
 그래서 건강기능식품을 섭취하고, 효소가 많은 식품을 세끼 모두 섭취할 것을 권한다.
 마찬가지로 미소순환을 나쁘게 하는 식품은 섭취하지 않는 것도 중요하다.

 암세포라는 생명체는 엄청나게 억세고 강한 놈이다. 이렇게 억센 놈을 상대해야 하기 때문에 간단하게 전멸시킬 수는 없다.
 암의 시조가 고세균이라면 인간보다 훨씬 태고의 역사가 있는 불로불사(不老不死)의 고세균이기 때문에 도저히 이길 수가 없다고까지 생각될 정도다.

● 혈관신생을 억제하는 것이 최대의 암 봉쇄

활성산소가 발생하고 처음으로 혈관이 새롭게 생긴다.

활성산소를 퇴치하더라도 이전에 신생혈관이 생겼다면 암은 번식할 수 있다. 그때 활약하는 것이 혈관신생억제 인자라는 물질이다.

하버드 대학의 포크만 박사 등은 안치오스타친이나 엔도스타친이라 부르는 물질을 발견했다. 이것이 혈관신생억제인자라는 것이다. 이런 물질을 활성화하는 방법도 모색되어야 한다.

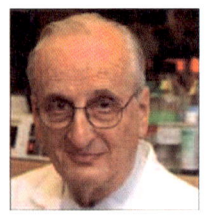

(사진, 미국 하버드 대학의 쥬다 포크만 박사)

단지 혈관신생으로 미소순환 불량을 초래한다면, 미소순환은 좋아지게 놔두고, 활성산소를 퇴치하는 편이 훨씬 좋은 암 퇴치로 이어질 것이다. 암이 번식할 경우 바로 미소순환 불량, 산소의 흐름이 나빠지기 때문이다.

● 암에 걸린 사람에게 공통되는 체질이란?

체질이 좋지 않아서 암에 걸렸을까?

암에 걸렸기 때문에 체질이 나빠셨을까? 어쨌든 암에 걸린 사람의 체질은 다음과 같다.

★ 땀이 잘 나지 않는다.
★ 몹시 냉증이다.
★ 쾌변이 어렵다.
★ 변이 적다.
★ 배변 시 항상 설사경향이 있다.
★ 소변이 잦으며 매번 소량이다.
★ 항상 체온이 낮다.
★ 위장이 좋지 않다.

이것을 한마디로 말하자면 미소순환이 매우 안 좋아 암환자가 된다는 것이다. 어떤 식생활로 미소순환이 안 좋아지는지에 대해서는 나중에 쓰겠지만, 먼저 다음과 같이 말해두고 싶다.

미소순환이 나쁜 조직은 산소가 부족하기 때문에 림프부종이 일어나고, 염증이 생기고, 세균감염이 되기 쉬워, 활성산소의 좋은 번식장소가 된다.

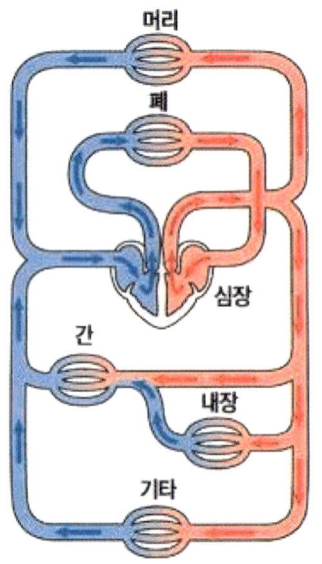

(이미지, 혈액순환-동맥과 정맥)

원래 활성산소야말로, 정상적인 세포를 암으로 만들어버리는 주된 범인이다. 일단 암이 생기면, 이번엔 암세포가 활성산소를 무기로, 파괴와 번식을 계속한다.

암세포와 활성산소의 인과관계는 끊으려야 끊을 수 없는 사이다.

그래서 암 치료의 경우에는 어쨌든 활성산소를 퇴치하고, 미소순환을 좋게 하는 것이 필수다.

● 한 개의 세포에서 매일 100만 건의 DNA 복원활동

캘리포니아 대학 명예교수인 마이론 포리코프 박사 등은 1996년에 활성산소와 방사선에 관한 논문을 발표했다.

그 요지는 다음과 같다.

「인간의 세포는 활성산소와의 싸움에서, 1개의 세포 당 매일 100만 건의 DNA 복원활동이 이루어진다. 활성산소와의 싸움은 자연방사선의 1,000만 배 수준이다.」

이 논문에서 우리는 얼마나 많이 활성산소의 공격을 받고 있는지를 알 수 있으며, 또 어떤 방법으로 활성산소를 제거하며 싸우는지를 이해할 수 있다.

● 마이너스 수소이온이 암에 가장 효과적인 이유

활성산소에 의한 공격을 어떻게 퇴치할까가 건강의 최대 포인트라는 것을 이해할 수 있을까?

스캐빈저(항산화제)는 효소, 비타민, 미네랄, 파이토케미칼(천연항산화물질) 등 그야말로 끝이 없다. 그러나 그중에서도 왜 ⊖(마이너스)수소이온이 가장 효과적인 것일까?

그 이유는 **수소의 원자번호가 1이기 때문이다.**

원자의 중심에는 원자핵이라는 태양 같은 것이 있으며, 그 주위를 혹성처럼 전자(e)가 빙글빙글 돌고 있다.

원자핵은 양자와 중성자로 되어 있고, 양자의 수는 원소마다 정해져있다. 이 수를 원자번호라고 한다. 그리고 원자 수는 양자 수와 같다.

예컨대 산소 원자번호는 8로 양자 8개와 중성자로 구성된 원자핵 주위를 8개의 전자가 돌고 있다는 뜻이다.

수소의 원자번호가 1이라는 것은 수소가 최소 원소라는 의미다. 그래서 세포 안에도 세포핵 안에도 미토콘드리아 안에도, 뇌에도, 어느 부위라도 들어갈 수 있다.

이렇게 작지 않으면 몸 속 깊은 곳에 있는 활성산소를 없앨 수가 없다. 건강기능식품으로 저(小)분자를 말하는 것은 그야말로 산처럼 많지만 이렇게 작은 것은 오직 수소뿐이다.

● 수소가 ⊖(마이너스)이온으로 존재한다는 큰 의미

몇 번이나 ⊖(마이너스)수소이온이라고 강조하며 썼다. 「아니? 물속의 수소는 플러스 이온은 아닐까?」라고 생각한 사람도 있을 것이다.

물속에서는 일부의 H_2O 가 H^+ 와 OH^- 로 전리된다.

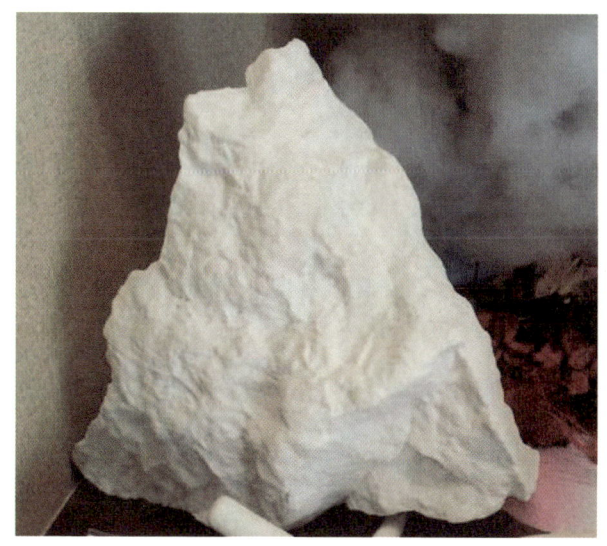

(사진, 산호원석-하이드로젠 프리미엄의 원료, -일본 TAANE 제공)

이 말은 무슨 뜻일까?

자연계에서 수소는 플러스(+)이온상태로 존재한다.

플러스이온(+)은 스캐빈저 곧 항산화능력을 발휘하지 못한다. 전자를 주어 유해활성산소를 무력화시켜야 하지만, 플러스이온은 전자를 갖고 있지 않으므로, 스캐빈저가 될 수 없기 때문이다. 즉, 수소는 ⊖(마이너스)이온으로 되어야만 스캐빈저의 역할을 충분히 완수할 수 있다.

그래서 수소이온을 ✚ 에서 ━ 로 바꿀 필요가 있었다. 이 방법을 생각해낸 사람이 오이카와 타네아키 박사다.

간단히 말하면 ✚ 이온을 ━ 로 유도한다는 말이다. 이것은 그의 천재적인 예지와 영감 없이는 도저히 생각할 수도 없는 기지와 반짝임이다.

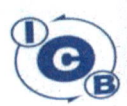

(사진, 일본 창조적생물공학연구소 현판)

그는 오키나와 산호분말에 주목했다. 산호에는 ⊖(마이너스)수소이온을 결합할 수 있는 칼슘(Ca)이 많이 함유되어 있기 때문이다.

그는 고온에서 산호를 산화소성과 환원소성을 해서, ⊖(마이너스)수소이온을 결합시킨 수소화칼슘, 수소화마그네슘을 만들었다.

이 수소화물(水素化物)이 물에 들어가면, $CaH_2 \rightleftarrows Ca^{2+} + 2H^-$, $MgH_2 \rightleftarrows Mg^{2+} + 2H^-$ 와 같이 이온화된다.

산호 분말에 포함된 비율에 따라 주위의 물은 Ca^{2+}, Mg^{2+}, H^- 를 포함하게 된다.

이러한 알칼리 환원성 미네랄 이온수에서는 보통의 온도와 압력(상온상압)으로 물 분자가 $H^0_2 \rightleftarrows H^+ + H^-$ 라는 일종의 수소 플라즈마(전리수소)로 용존 한다고 본다.

이 소성후의 산호분말을 정제로 만들거나 캡슐에 넣어, 섭취할 수 있게 한 것이 ⊖(마이너스)수소이온 식품이다.

이렇게 설명하면 인공적으로 만들어신 것 같지만, 본질적으로는 그렇지 않다.

22억년 이전의 시대에는 지구가 ⊖(마이너스)수소이온으로 가득했었다.

⊖(마이너스)수소이온을 만든다는 것은, 그 시대 그 상태로 되돌아가는 정도라고 말할 수 있다.

● ⊖(마이너스)수소이온의 훌륭한 특징

이렇게 만들어진 ⊖(마이너스)수소이온이 어느 정도 훌륭할까? 그 특징은 다음과 같다.

① 체내에 들어간 후, 가장 이상적인 최강의 스캐빈저(항산화물질)가 된다. 특히 암의 원인이며 지독한 하이드록실라디칼을 제거한다.
② 미토콘드리아에 작용해 생체에너지 - ATP의 생산을 효율적으로 높인다.
③ 대사효소를 최고로 촉진, 최적으로 생활습관병을 예방

한다.

④ 원자량 1은 최소, 전능한 질병치료를 의미한다.

⑤ 부작용이 없는 훌륭한 진통제로도 된다. (모르핀 정도)

어떻게 이런 물질이 출현했을까? ⊖(마이너스)수소이온 식품은 세계에 자랑할 최고의 건강기능식품이다.

● 효소와 ⊖(마이너스)수소이온으로 백내장도 예방

백내장은 주로 활성산소 때문에 일어난다. 그러므로 활성산소가 생기지 않는 생활을 하거나, ⊖(마이너스)수소이온건강기능식품을 충분히 섭취한다면 죽을 때까지 백내장에 걸리지 않을 것이다. 이것이 진짜 예방법이다.

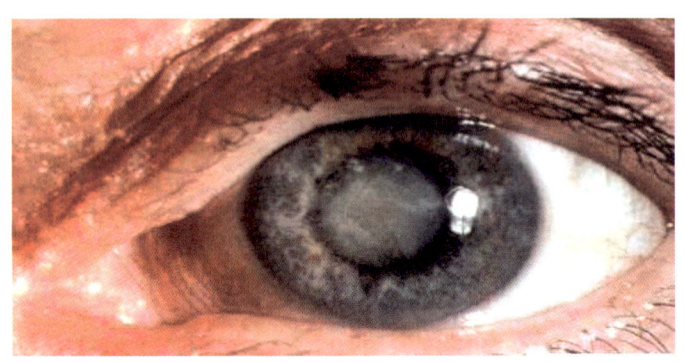

(사진, 백내장 현상)

백내장의 직접원인은 수정체의 흐림이다. 수정체가 변성되어 산화되고, 흐림이 심해져서 백내장이 된다. 백내장이 되어 수술하면 시력은 원래대로 되돌아오지만, 진정으로 나은 것은 아니다.

수정체의 흐림을 개선한 것이 아니고 수정체를 빼내고 시력을 개선시킨 것이기 때문이다. 백내장에 걸리면 아무리 우수한 스캐빈저를 이용해도, 환원은 쉽지 않다.

그러므로 백내장은 예방이 중요하다.

수정체는 3분의 1이 단백질이고, 3분의 2가 물이고, 1%가 미네랄이라고 할 수 있다. 단백질은 글루타민산과 시스테인(cysteine)이라는 SH단백질로 되어있다. 이 단백질이 산화되어 백내장이 된다.

시스테인 산화를 예방하는 최전방에는, 세포내에 존재하는 글루타티온페록시다제라는 효소이고, 다음으로 슈퍼옥사이드디스뮤타제(SOD)라는 효소다.

이러한 효소가 많은 음식물을 매일 열심히 먹는다면 백내장에 걸리지 않는다.

그런 음식물의 대표는 생야채 주스(단, 저속 주서 사용)의 즙과 섬유 그리고 생야채 간 것(예컨대 무우)이다.

여기에 더해 ⊖(마이너스)수소이온을 섭취한다면, 그 위력은 절대적이다.

⊖(마이너스)수소이온을 섭취하면 백내장뿐 아니라 눈 질환(망막증, 녹내장)이나 코 질환, 귀 질환, 뇌 질환의 예방도 가능하다.

● 암을 만드는 근본 뿌리를 뽑는 반단식

어느 정도 생겨난 암을 제거한다 해도, 암을 새롭게 만드는 근본 뿌리를 뽑지 않으면 암은 자꾸자꾸 생기게 될 것이다.

그러므로 매일 매일의 식사는 지극히 중요하다. 해로운 식사는 몸의 산화를 촉진시키기 때문이다. 그래서 내가 치료에 도입한 것이 패스팅(fasting)이다.

패스팅은 (반)단식이라고 번역하고, 매우 저칼로리의 항산화 식품만을 소량섭취하며 생활하는 것을 말한다.

항산화능력이 있는 저칼로리 식사는 다음과 같다.
① 물과 매실 절임만의 반단식
② 야채 즙(예컨대 무 + 인삼 + 오이)의 반단식
③ 생야채, 과일 주스 반단식
④ 과일과 무우 주스 반단식

이런 저칼로리 항산화 식사를 며칠 동안(보통은 3~4일) 하는 것은 커다란 의미가 있다.

● <u>반단식에는 이떤 효과가 있는지</u>

이런 반단식을 실행하면 ①~⑧같은 효과가 생긴다.

① 장내 세균총(細菌叢)의 정상화
② 장내 면역의 활성화(면역력의 70%는 소장에 있다.)
③ 암이 좋아하는 밥을 끊는 것
④ 숙변 제거와 대변의 질 정상화와 대변양의 증가
⑤ 전신의 슬림화
⑥ 소화효소의 온존화(溫存化)와 대사효소의 활성화(수명을 연장)
⑦ 전신 장기 질(質)의 개선, 세포의 질 개선
⑧ 미소순환의 개선과 혈액을 탱글탱글하게

질병의 직접원인을 없앰과 동시에 식사라는 근본원인을 개선하지 않으면, 질병이 일시적으로 좋아졌다고 하더라도 바로 악화되어버린다. 그 때문에 반단식을 하거나, 좋은 식사요법을 하는 것은 꼭 필요하다.

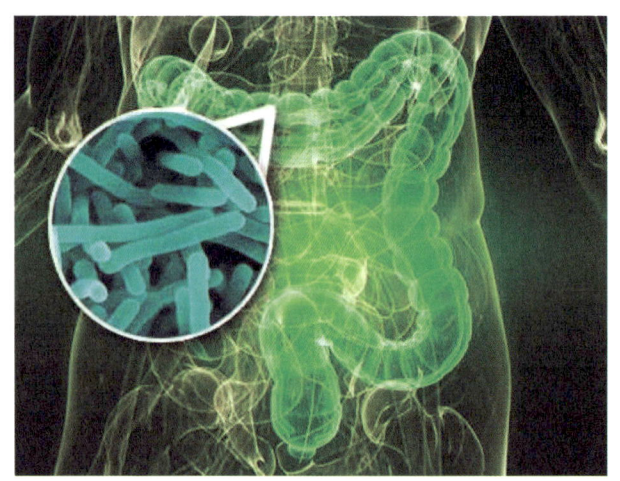
(이미지, 장내 세균총, 원안은 유익균)

● 암이 생기는 것도 작아지는 것도 식사내용

 식사에 따라 암이 생기기도 하고, 반대로 암을 작아지게 도 하기 때문에 식사내용은 더 없이 중요하다.
 장의 부패가 일어나면, 왜 암이 생기기 쉬워질까?
 대답은 간단하다.
 장내에서 부패균이 증식해, 유익균(有益菌)수를 줄이게 되어 전신면역의 70%나 된다는 소장면역을 크게 저하시키기 때문이다.
 장내 부패균(웰치균 등)은 유아들의 경우는 거의 존재하지 않지만, 나이가 들면서 점차 증가한다.

특히 일부 종류의 음식물에서는 부패균이 대폭 증식한다. 그 결과 인돌, 스카톨, 페놀, 아민, 유화수소 따위의 암모니아계 독물들이 장내에 만연하게 되고, 니트로아민 같은 최악의 독극물도 출현하게 된다.

이들 유해물질은 혈액을 끈적끈적하게 할 뿐만 아니라, 전신의 장기를 상하게 한다.

따라서 암의 원인인 식사개선만큼 중요한 것도 없다. (*)

7. 암을 만드는 식사, 암을 없애는 식사

● 이런 식사를 계속하면 암이 된다.

암을 만드는 식사란 아래와 같다.

◆ 고단백질 식

특히 동물성 고기(육류), 생선, 계란, 우유, 치즈를 많이 섭취하면 장내는 암모니아성 물질로 되고, 발암인자가 매우 높아진다.

최근에는 성장인자 IGF-1 이라는 호르몬 량도 상관관계에 있다고 알려졌다. 육류, 생선, 계란, 우유, 치즈, 요구르트도 높아지게 하므로 이들의 과식은 조심해야 한다. 이들 식품이 암의 최대 프로모터라는 것이다.

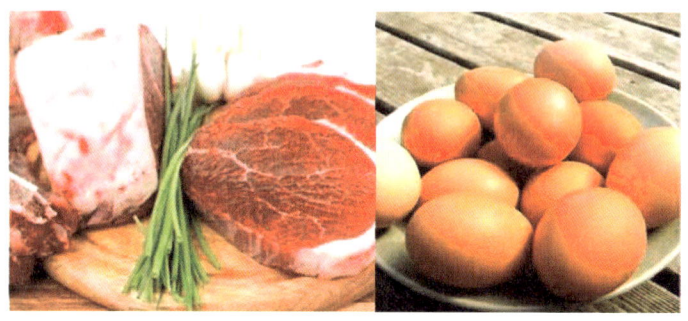

(사진, 고단백질 식의 대표)

◆ 고(高) GI식

GI란 글리세믹인덱스(Glycemic Index)인데 포도당을 100으로 했을 때, 탄수화물의 혈중흡수속도를 말한다.

70이상이 고GI, 69~50이 중GI, 49이하가 저GI라 한다. 암세포는 포도당만 섭취하기 때문에 고GI 식사를 한 후의 혈당 상승은 당연히 암이 크게 기뻐하는 상태가 된다.

설탕이 들어간 모든 과자(스낵 과자, 초콜릿, 아이스크림류) 그리고 흑설탕이나 벌꿀, 삼온당(백설탕 등)은 매우 GI가 높으므로 암환자는 섭취하지 않는 것이 좋다.

특히 그중에서 백설탕을 사용한 과자류는 발암성으로는 최악이다. 염증을 일으키는 가장 큰 원인이며, 호중구(백혈구)가 처리한 후, 강한 활성산소 방출로 연결된다고 볼 수 있다.

(표, GI 구분)

고 GI(70~)	중 GI(55~70)	저 GI(~55)
백설탕(109)	아이스크림(65)	두부(42)
감자(90)	호박(65)	복숭아(41)
초콜릿(90)	밤(60)	배(32)
찹쌀떡(88)	포테이토칩(60)	달걀(30)
벌꿀(88)	현미(56)	오이(23)
쿠키(77)	바나나(55)	녹조류(17)
옥수수(75)	고구마(55)	김(15)
라면(73)	밀가루(55)	녹차(10)

◆ 몸에 해로운 3가지 유지(油脂)

① 트랜스형 지방산

 불포화지방산에 첨가해 만든 기름으로, 플라스틱 같은 기름이기 때문에 플라스틱식품이라고도 한다.

 트랜스지방산은 미국, 일본에서 상당히 규제해왔다. 유명 편의점에서는 추방운동도 했었다. 그래도 과자류, 인스턴트식품에는 많이 함유되어있어 식품표시를 세밀하게 볼 것을 권한다.

② 산화된 기름

 시간이 경과한 기름은 모두 과산화지질이 된다. 즉 프리라디칼의 출현이라 할 수 있다. 튀김은 바로 산화된다. 과산화지질라디칼은 어쨌든 주의해야 한다.

③ 리놀산 섭취가 α리놀렌산 유지에 비해 훨씬 많은 경우

 리놀산 유지는 예전에는 좋은 기름이라고 잘못 생각했었다. 그러나 다양한 실험으로 과잉섭취하면 질병으로 이어진다는 것을 알게 되었다.

 특히 뇌경색, 심근경색, 정맥류, 그리고 암, 리놀산에 대항하는 α리놀렌산을 늘리는 것이 건강비결이다. 기본적으로 리놀산과 α리놀렌산의 섭취비율은 1대 1이 이상적이다. 또 EPA, DHA 보강도 중요하다.

◆ 생야채, 생과일을 먹지 않을 경우

 생야채는 몸이 차가워진다고 잘 먹지 않는 사람이 많은 것 같다.

 생야채에는 효소, 플라보노이느, 카로티노이드, 비타민, 미네랄, 양질의 수분이 듬뿍 들어있다.

 이런 것들은 어느 것이나 수명을 연장하고, 질병에 걸리지 않게 하는 요소들이다. 불로 요리하면(구이, 가열) 이런 것들의 대부분은 감소하고, 가장 중요한 효소도 제로로 되어 버린다.

 언제부터인지 「날 것은 냉해지기 때문에 익혀서…」라든가, 「날 것은 거의 물이기 때문에, 익혀서 양을 늘려 많이 먹자!」라고 하는데 이것은 틀린 방법이다.

 왜냐하면 살아있는 것 속에는 스캐빈저(항산화제)가 지극히 많기 때문이다.

 스캐빈저는 바로 유해활성산소를 잡아 없애는 물질로, 항산화능력이 있어, 날 것은 「생명」의 근본이다.

 애초 야생동물은 모두 생식이었다는 것을 생각해 보기 바란다.

 이상 4가지 패턴의 식사는 질병으로 이어질 수 있다.

● 동물성 단백질을 많이 섭취하면 왜 암이 되는지?

 고 단백질 식사 중에서 동물성 단백질이 많은 식사는 암의 이니시에이터도 되고 프로모터도 된다.

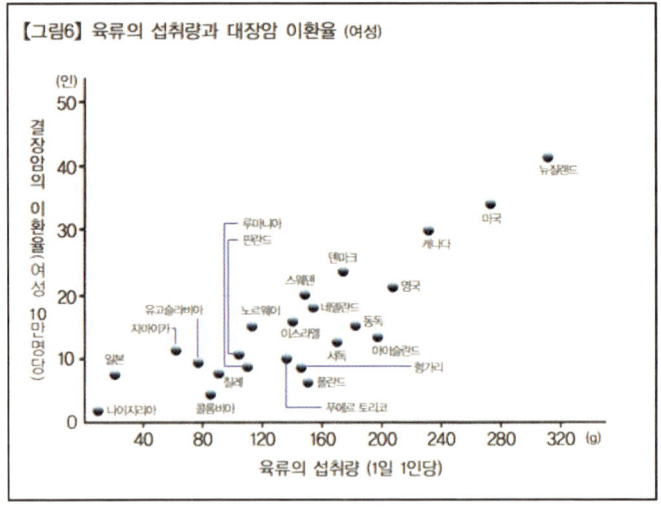

㈜ 23개국 여성의 대장암(결장암)과 육류섭취량의 관계.

 육류 섭취량이 많은 미국에서는 결장암의 이환율이 높아지고 있다. 이 그림은 1975년에 발표된 것으로 일본여성의 위치는 상당히 낮은 곳에 있지만, 현재는 이것보다 꽤 높은 위치로 바뀌었을 것이다. (한국도 비슷할 것임)

단백질을 많이 섭취하는 것이 왜 좋지 않는 것일까?
이유는 아래와 같다.

◆ 소화시키는 구조

단백질은 아미노산이라는 구슬을 실로 꿰어놓은 것 같은 구조를 하고 있다. 단백질이란 말하자면 아미노산이 염주(스님이 사용하는 염주)모양으로 되어있는 것이다. 그 수도 아주 많아서 1,000개 이상의 아미노산이 붙어있다.

아주 긴 아미노산을 분리하는 것은 프로테아제(protease, 단백질분해효소)라는 효소밖에 없다. 그러나 인간의 체내에 준비된 프로테아제는 한계가 있다.

그 때문에 조금이라도 단백질 섭취가 지나치면 소화불량이 된다. 다시 말하면 실을 끊는 힘이 약해, 끊어지지 않고 붙어있는 아미노산이 많다. 구슬이 많이 연결된 상태가 된다.

장내에서 단백질의 실이 잘라지지 않은 상태가 곧 소화불량이다. 특히 동물성 단백질은 소화가 잘 안 된다.

미국인이 소화할 수 있는 단백질의 한계는 약 48g, 일본인(한국인)이 소화할 수 있는 단백질량의 한계는 약 40g이다. 그러나 현대인의 1일 단백질 섭취량은 미국인이 102g, 일본인(한국인)이 80g 으로 훨씬 초과하고 있다.

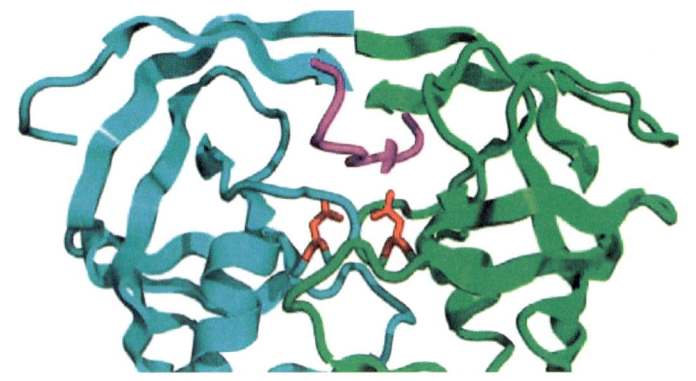

(이미지, 단백질 아미노산 분해효소-프로테아제)

즉 항상 소화 불량 상태에 있을 가능성이 많다.

◆ **장내 부패가 이니시에이션과 프로모션 역할을 한다.**

단백질이 잘 소화되지 않았을 경우 장내에서는 부패 상태가 된다. 그 이유는 단백질이 아미노기(NH_3)를 갖고 있기 때문이다.

장내부패는 인돌, 스카톨, 페놀, 아민, 유화수소 기타 암모니아계 독소가 만연한 상태를 의미한다. (이들 독물은 질소잔류물로 불리는 것이 많다.) 그리고 이들은 암의 이니시에이터도 프로모터도 되는데 특히 더 해로운 것은 프로모터다.

◆ **부패물질의 작용**

질소잔류물이 생기면, 장내에 70%나 되는 면역상태를 크게 손상시켜 발암의 기초가 된다.

◆ 질소잔류물의 작용

아민이 초산성질소와 섞이면 니트로아민이라는 강력한 발암물질로 변화된다.

니트로아민이 2차 담즙산과 섞이면, 더욱 강한 발암물질이 된다. 대장암은 여기서부터 일어난다. 또 이 물질이 흡수되어 혈액으로 들어가면, 혈액이 도달하는 곳에서 발암의 프로모션이 된다. 특히 유방암, 폐선 암, 자궁경부암, 전립선암 등의 기초가 된다.

흡수된 질소잔류물은 혈액을 오염시켜 간(간장)을 상하게도 한다.

또한 질소잔류물은 적혈구와 적혈구 사이로 들어가, 적혈구끼리 들러붙게 하는 역할도 한다. 동전꾸러미처럼 연결된 적혈구의 직경은 4~5미크론인데, 모세혈관(7~8미크론)에 자유스럽게 들어가지 못하게 된다. 따라서 미소순환(모세혈관의 혈류)은 악화될 수밖에 없다.

미소순환이 나빠져 작은 모세혈관에서 염증이 생긴다. 그 결과 활성산소가 더욱 강하게 출현해 다양한 질병으로 이어진다.

단백질은 체내에 저장고가 매우 작아, 아미노산 집하장이 있는 둥 마는 둥 할 뿐이다. 따라서 단백질을 과잉섭취하게 되면 인체 내에서는 대단히 불편한 현상이 일어난다.

● 암의 인자이면서 필요악이 되는 스트레스

 음식물로도 발생하지만 스트레스에 의해서도 활성산소는 나올 수 있다.
 특히 현대인은 누구나 스트레스를 강하게 받기 쉬운 환경 속에서 생활할 수밖에 없다.
 부당한 대우, 경제적인 고통, 따돌림, 심한 고독감, 미래의 불안감, 화나는 일, 부부간의 갈등, 자식과의 단절, 스토커, 일이 잘되지 않음, 질병과 같은 스트레스를 현대인들은 많든 적든 받을 수밖에 없다.
 스트레스만큼 활성산소를 많이 만들어내는 것도 없다. 스트레스는 암을 비롯한 질병의 커다란 인자다.
 왜 스트레스 때문에 활성산소가 생기는 것일까?

 그것은 스트레스가 심하게 생기면 교감신경이 과다한 긴장을 일으켜 부교감신경이 마비되기 때문이다.

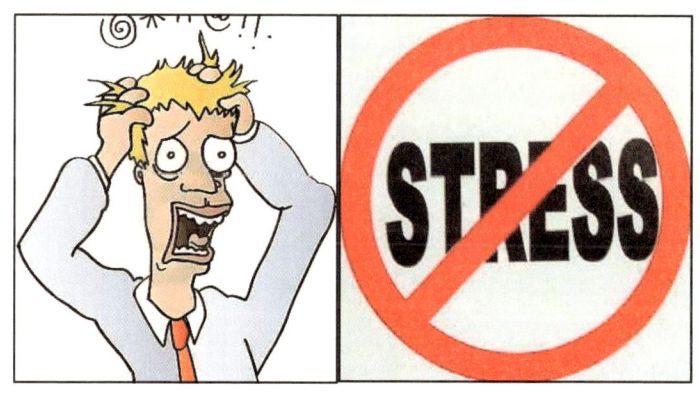

(이미지, 스트레스는 암의 커다란 원인)

왜 교감신경이 스트레스로 긴장을 일으킬까?

마음의 문제(분노, 불안, 침울함, 불만, 공포)때문에 아드레날린이라는 호르몬이 나와 교감신경을 움직이고, 대외적으로 방어할 태세를 취하게 한다.

방어태세를 본능적으로 취한 것인데 내장을 지배하는 부교감신경은 마비상태에 빠진다. 이 마비상태는 위도 장도 전혀 활동하지 못하게 되는 것을 의미한다.

그 결과로 위장(위, 소장, 대장)에서는 부패균이 급속하게 번식하고 가스가 차서, 소화흡수도 매우 나빠진다. 부패균을 퇴치하기 위해 호중구와 마크로퍼지가 출현해 활성산소를 무기로 세균을 죽인다. 이 때 과잉된 유해활성산소가 정상세포까지 파괴하기 시작한다.

스트레스가 계속되면 몸은 활성산소 투성이가 되며, 모든 질병의 커다란 요인이 된다.

최악의 경우 발암으로 이어진다.

그러므로「과잉 스트레스」는 언젠가는 암의 원인이 되기 때문에 대책이 필요하다.

다만 스트레스는 어떤 의미로는 필요악이라 할 수도 있다. 스트레스에 의해 인간은 진보하고 발달해왔다는 역사가 있다. 반대로 스트레스가 없다면 진보도 발전도 성장도 하지 못할 것이다.

지구의 모든 인류 중에서 스트레스가 없는 사람은 없다. 스트레스는 강하든 약하든 누구든지 갖고 있다.

스트레스를 잘 조절하여 유해활성산소를 줄이고, 질병에 걸리지 않는 생활을 해야 한다.

스트레스를 받았을 때는 다음과 같이 생각하자.

① 세계 약 70억 명이 모두 스트레스투성이다. 나 자신만이 아니다.
② 이것은 시련이다. 나를 향상시키기 위한 단련이다.
③ 싫은 것, 괴로운 것은 나 자신이 아직 그런 체험을 하지 않으면 안 되는 부족한 사람이기 때문이다.

이렇게 생각하고 마음과 정신을 향상시키는 것이 최대의 스트레스 해결법일 것이다. 그러기 위해서는 「자연」 「성실」 「감사」 이 3가지를 마음에 새겨두면 좋겠다.

● 장의 오염을 없애면 면역력이 오른다.

소장 특히 회장의 능력을 높이는 것이 어느 정도 암 치료와 결부되는지, 정확히 헤아릴 수는 없다. 장관면역(腸管免役)을 높이는 방법은 아래 3가지다.

① 장내(소장, 대장)를 유익균투성이로 만든다.
 최근 소장에도 적지 않은 균이 있다고 알려졌다. 소장 내를 유익균투성이로 만들지 못한다면 큰 의미가 없을 것이다. 대장에 있는 유익균은 비피더스균(bifidobacterium), 소장에는 카제이균, 이들 유산균 번식이 대단히 중요하다. 그래서 식사 내용이 중요하다.

② 반단식(fasting)
 일단 장속을 비우는 것이 중요하다.
 절대 필요한 것이 반단식이다. 최소한 3~4일의 반단식을 가끔 하기 바란다.

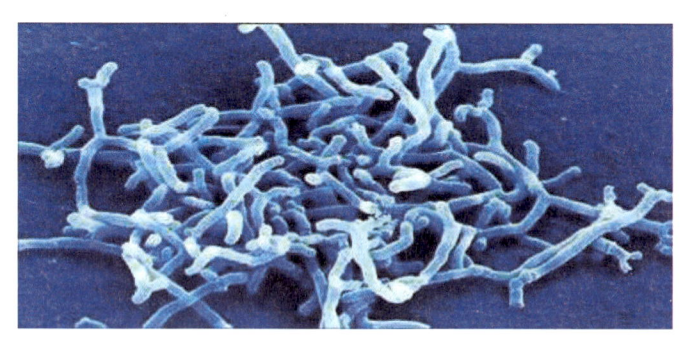
(이미지, 대장의 유익균-비피더스균)

③ 좋은 건강기능식품

건강기능식품은 위산에서 죽지 않는 효모가 중요하다. 위산에서 죽지 않고 소장에서 활성화된 효모균의 효력은 더없이 크다.

프로바이오틱스(probiotics)인데, 또 하나 프레바이오틱스(prebiotics)도 유효하다. 그리고 때때로 수용성섬유도 필요하다. 이들을 더하면 최고의 효소건강기능식품으로서 효과가 지대할 것이다.

● <u>생야채의 세포를 깨뜨려 먹는 것 이외는 없다.</u>

음식물의 항산화작용을 강하게 발휘시키려면 생야채속의

세포를 잘게 부수어 먹는 것 이외의 방법은 없다.

예를 들면 유채과의 야채다.

1991년 미국 암학회에서 「유채과 야채가 모든 암을 예방한다.」고 발표했다. 유재과 즉 「무우, 양배추, 브로콜리, 물 냉이, 무청, 미나리 기타」에는 이소티오시아네이트라는 것이 있다. 이소티오시아네이트(isothiocyanate)는 항산화물질, 스캐빈저로서 활성산소를 제거해 암을 예방한다.

그러나 이소티오시아네이트는 살아있는 상태가 아니면 나오지 않는다. 높은 온도에서 익은 무우에는 없다는 것을 알아 두기 바란다.

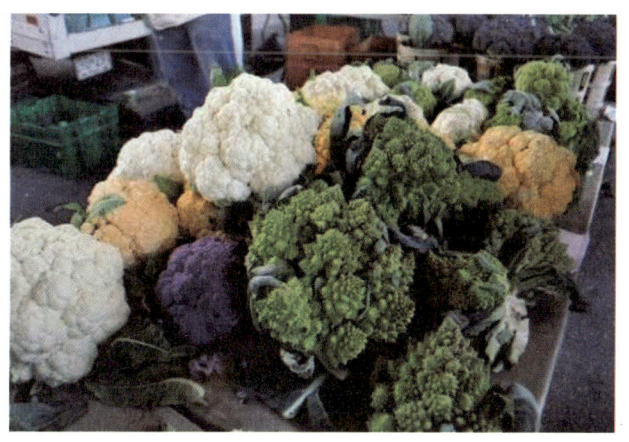

(사진, 이소티오시아네이트가 풍부한 유채과 식품)

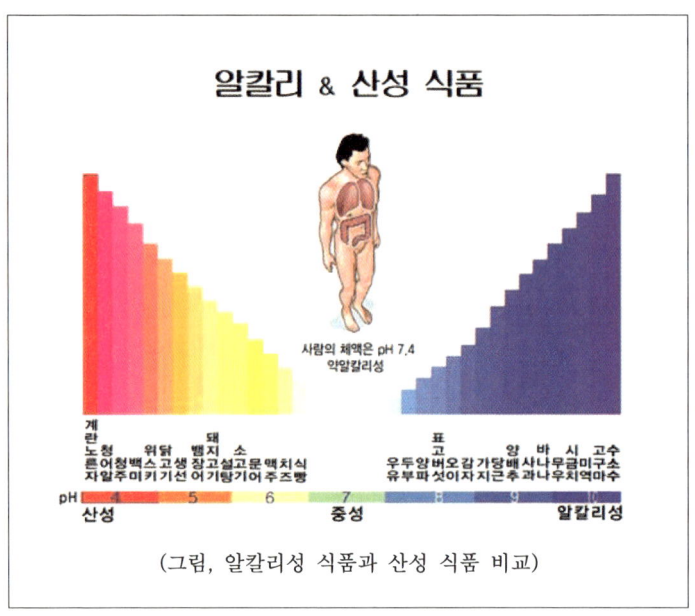

(그림, 알칼리성 식품과 산성 식품 비교)

 세포를 깨뜨리는 데는 다음 3가지가 필요하다.

① 강판에 갈기(무우)
② 저속 주서를 사용한다. (고속에서는 영양이 파괴된다.)
③ 생야채를 잘 씹어 먹는다.

 특히 강판에 간다든지 저속 믹서(주서)로 가는 것이 제일 좋다.

● 내가 이용하는 최강의 건강기능식품 군단

⊖(마이너스)수소이온건강기능식품은 최강의 스캐빈저다. 이것을 지원하는 선상기능식품도 필요하다. 면역을 높이거나 장을 정상화 하거나, 세포막을 항산화하거나, 미토콘드리아를 활성화하기 때문이다.

아래는 내가 사용하고 있는 최강의 건강기능식품군이다.

① ⊖(마이너스)수소이온(프리미엄은 최고중의 최고)
② 베타글루칸
③ 오리자로-스(5탄당, 슈퍼오리맥스, 쌀겨 효소) 또는 미국산 고급 동충하초 식품
④ 위산에서 죽지 않는 효모
⑤ 효소(미국산이 최고다.)
⑥ 수용성섬유, 파이토캐미칼(천연항산화물질)
⑦ EPA · DHA
⑧ 미네랄(마그마 상태)(또는 호수의 알지와 후코이단)
⑨ 아미그달린(amygdalin, 비타민 B17) 주사요법

나는 이 9가지를 사용한다.

①은 만능으로, ①을 기본으로 하여 다양한 협동에 의해 상승효과를 기대할 수 있다.

세포막의 스캐빈저에는 지용성 비타민인 비타민 E에 의한 항산화력의 지원이 필요하고, 천연항산화물질이나 비타민, 미네랄은 각기 담당한곳에서 항산화력을 발휘한다. 당연히 ⊖(마이너스)수소이온의 지원이다.

②는 항산화력이 매우 강하기 때문에 귀중하다. 위염, 대장염에도 효과가 있다.

한번 반단식을 하고 난 뒤에는 수용성 섬유와 효소, 효모의 힘도 필요하다. 이들로 소장, 대장도 늘 유익균 투성이가 되기 때문이다.

세포막의 질을 높이기 위해서는 천연 아마인유와 EPA, DHA 도 필요하다.

③도 강한 면역부활제로서 미국산 쌀겨(쌀눈 쌀의 가루와 쌀겨)와 미국산 고급 동충하초 식품도 귀중하다.

⑧은 1,000도 이상의 고온에서 구운 액체 미네랄, 이 효과는 당연히 강한 스캐빈저효과다. 이 액체를 몇 방울 떨어뜨리면 그 물은 몹시 강한 환원력을 보인다. 그러므로

나는 기본으로 이 마그마 상태의 미네랄을 쓰고 있다. 모두 환원시키는 것이 필요하기 때문이다. 때로는 미국산 호수에서 자연적으로 채취한 블루그린 알지와 미역에서 채취한 후코이단을 사용하기도 한다.

⑨는 살구종의 추출물 주사요법, 미국이나 멕시코의 대체요법병원에서 자주 사용하고 있으며, 상당히 유효하다.

나는 ①은 절대적으로 쓰고 있다. ②~⑨도 병용하는 경우가 많다.
그것은 ①(하이드로젠 프리미엄 칼슘)의 효과를 보다 높이기 위해서, 각각 상승효과를 기대할 수 있기 때문이다.
이들의 개선과 연구를 거듭해가는 것이 앞으로 나의 책무라 생각한다. (*)

[저 자]

오이카와 타네아키(及川胤昭)

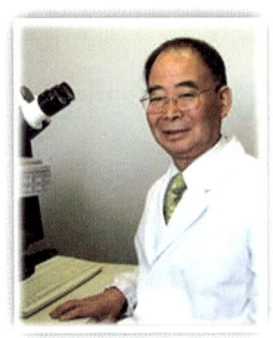

1941년 미야기 현
야마카타 대학 문리학부 생물학과 졸업.
나고야대학 대학원 수료. 이학박사.
주식회사 창조적생물공학연구소 설립.
전문은 포유동물의 발생학 및 생식면역학.
세포 간 인식이 당쇄로 행해진다는 것을 발견해 잡지 『네이처』에 발표.
난관에서 분비되는 새로운 단백질을 발견해 ZP-0라고 이름 붙여 잡지 『뉴턴』에 발표.
⊖(마이너스)수소이온에 대해 오랜 연구.

츠루미 다카후미(鶴見隆史)

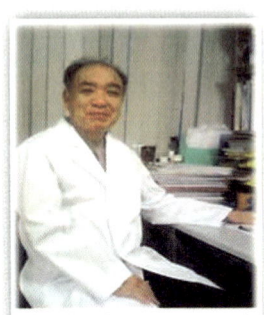

鶴見隆史(つるみ たかふみ)

1948년 이시카와 출생.
츠루미 클리닉 원장.
가나자와의대 졸업.
서양의학과 동양의학을 통합한 질병 치료.
"질병의 원인은 효소의 낭비와 효소 부족의 식생활에 있다. 라는 생각에서 츠루미식 반단식, 효소식으로 기울여 난치성질환 치료.
"효소가 질병에 걸리지 않는 몸을 만든다."
"효소가 뚱뚱하지 않는 몸을 만든다,(청춘 출판사)" "질병에 걸리지 않는 복 60% 건강법 (중경 출판)" 등 저서 30권

[번역자]

양은모(梁殷模)

1952년 경기도 김포 대곶면 출생, 숭문중고등학교 졸업, 인하대학교 공과대학 졸업(학사), 한국외국어대학교 경영대학원 졸업(석사),
삼성GROUP 삼성중공업(주), 대림GROUP 대림자동차공업㈜ (상무이사), ㈜리빙스타(대표이사) 근무

벨류리빙사 대표(현재), 주식회사 멘토티엔씨 고문(현재),

한국식용수소연구소 소장(현재)

국무총리 표창(1999년), 대한민국 발명특허대전 은상(2007년)

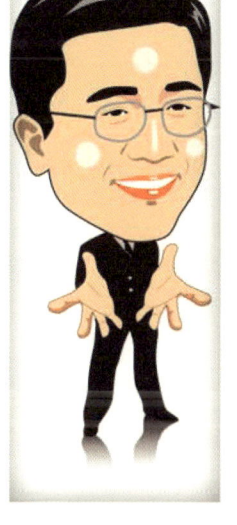

번역서 및 저서: 『수소의 가능성』(2009), 『식용 수소와 건강혁명』(2009), 『수소 임상보고』(2010), 『수소와 생활(만화)』(2011), 『암이 사라졌다!』(2012), 『수소 이야기』(2013), 『대한민국 건강지도 바꾼다!』(2014) 등

번역을 마치면서

식용수소를 공부한지도 어느덧 6년이 지나갔다.

수를 소개할 때마다 질문을 받는다. "산소는 알겠는데 수소는 또 뭐야?"
아직 식용수소를 접해본 사람이 0.01%도 안 되니 당연하다고 생각된다.
"우리나라 인구의 0.1%, 50,000명에게 식용수소를 알릴 수 있을까? 많은 사람에게 건강에 도움이 될 수 있도록 하기위해서는……"하며 새롭게 마음을 다잡는다.

TV에서는 연일 우리나라도 고령화 사회에 접어들었다고 떠들어 대고 있다. 도대체 고령화 사회 길목에 서있는 대한민국은 무슨 준비를 하고 있단 말인가!
평균 수명이 길어지면 자연히 노인인구가 많아질 것이고, 그러면 또 당연히 아픈 사람도 많아질 것이다.
특히 생활습관병이라고 하는 질환이 넘치게 될 것이다. 고령자의 대부분은 2~3가지 질병으로 매일 보건소와 병원에 출근하게 될 것이다. 물론 약을 먹는 것도 습관화 될 것이고…….

결국에는 국민건강보험공단의 재정이 바닥난다는 소리가 여기저기서 들릴 것이다.

 그럼에도 우리는 어떤 준비를 해 왔는가?
 개개인이 준비해야하는 것은 각자의 몸을 건강하게 죽을 때까지 유지해야 한다. 특히 세균이 없는 생활습관병을 사선에 예방하고 미리 없애는 것은 그 어느 것보다 중요하다 할 것이다.

 얼마 전 『최원철교수의 살리는 암』(중앙M&B)이라는 책을 보게 되었다. 평소 존경하는 분의 저서라 진지하게 읽어나가는데, 머리말에 각종 수사기관으로부터 146차례의 소환 조사를 받았다고 했다. 한의사이자 한의학박사인데도……. 머리가 무겁다.
 그리고 이 책의 내용(129쪽)에는 러시아 우주 생의학연구소(IBMP) 다시 말해 우주의학연구소가 언급되고 있다. 간단히 말하면 수소연구소로 우주인의 건강을 테스트하는 곳인데, 수소로 암을 치료하고 있다는 내용이다.
그렇다. **선진국에서는 이미 수소로 암을 치료하고 있었다.**

대한민국도 그런 날이 오길 기대한다.

번역을 하고나서
양은모

추 천 사

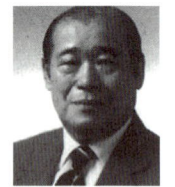

『수소의 가능성』(오이카와 타네아키/나이토오 마레오 공저, 양은모 역)으로 식용 수소를 소개하고,

『식용 수소와 건강 혁명』(일본 수소연구소장 와카야마 토시후미 저, 양은모 역)으로 실생활에서 어떻게 응용되고 어떤 역할을 할 수 있는가에 대해,

『수소 임상보고』(일본 수소와 의료연구회, 양은모 역)로 여러 의사의 임상경험을 소개했고,

『식용 수소와 생활』(양은모 지음)은 일반인들이 식용수소에 대해 쉽게 이해할 수 있도록 만화로 되어 있었다.

이번 책 『암이 사라졌다!』는 구체적인 특정질환이면서 많은 환자들이 심각하게 고통 받고 있고, 전 세계와 우리나라가 고민하고 있는 문제에 대해 긍정적적이면서도 구체적으로 해결책을 제시했다고 하겠다.

암은 우리나라 사망원인 제1위의 질환이다.

동시에 모든 사람들의 공포의 대상이기도 하다. 그래서 보험회사에서는 가장 매출이 많은 사업영역이기도 할 것이다.

아무쪼록 식용 수소와 수소수가 우리에게 친근한 건강기능식품, 친근한 물로 존재하길 바란다.
이 책 『암이 사라졌다!』가 일반 독자는 물론 암으로 고생하는 많은 환자와 그 가족들 그리고 의료계에 종사하는 모든 분들에게 큰 도움이 되길 바란다.

내과전문의 의학박사 임 융 의

Young Eui Lim, M.D.

◎ 임융의 프로필
  1938년 평양 출생
  1964년 고려대학교 의과대학, 연세대학교 세브란스병원(내과전문의)
  일본 국립 쿄토대학(임상폐생리학 의학박사)
  1990년 전국중소병원협회 회장
  2002년~2008년 대한병원협회 국제/노사대책/학술 위원장
  (현) 연세대학교, 고려대학교, 인하대학교 의과대학 내과 외래교수
  (현) 호스피스(암환자치료)자원봉사자 교육위원회 위원장
  (수상) 국민훈장목련장(1987), 적십자상인도장 은장(1998)
  (경력) 국제로타리3650지구(서울)총재(1997-8년도)

암이 사라졌다! 마이너스 수소이온의 기적

초판발행일 2012년 10월 25일
2쇄 인쇄일 2014년 9월 1일

저 자	오이카와 타네아키
	츠루미 다카후미
역 자	양은모
발행자	양은모
발행처	한국 식용 수소 연구소
	카페: http://cafe.daum.net/kosuso
	서울 도봉구 노해로 395(한국타이어빌딩 304호)
	전화:1544-6791(육체구원), 팩스:02)995-3819
	email: emyanggg@naver.com
	신고번호: 제25100-2008-000035호
초벌번역	나현숙
표지삽화	이충환

ⓒ 著作者　及川胤昭 鶴見隆史
　原　題　がんが消えた!
　出版社　幻冬舎

이 책의 한국어판 저작권은 일본 저작자와의 독점계약으로 한국식용수소연구소가 소유합니다.
저작권법에 의하여 한국내에서 보호를 받는 저작물이므로, 사전 서면에 의한 허락 없이는 내용의 일부 또는 전부를 무단전재, 무단복제를 절대 금합니다.

ISBN 978-89-962020-4-2 03510

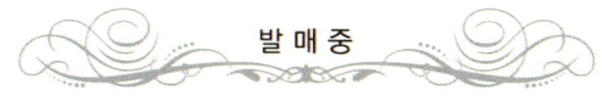

(1)수소의 가능성

저 자: 오이카와 타네아키, 나이토 마레오
옮긴이: 양은모

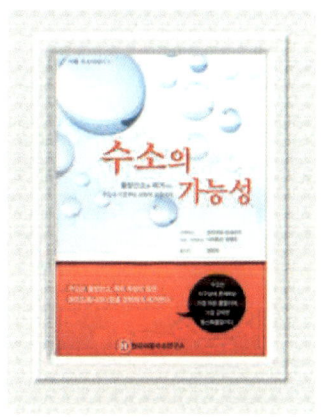

수소의 기초부터 의학적 검증까지 ....
수소는 활성산소를 제거할 뿐만 아니라 에너지생산을 증대시킴.

정가 12,000원
한국식용수소연구소 발행
(교보문고, 인터파크 판매 중)

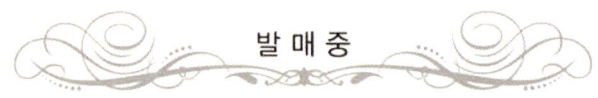

(2) 식용 수소와 건강 혁명

저　자: 와카야마 토시후미
옮긴이: 양은모
감　수: 모리 요시오미, 야야마 토시히코

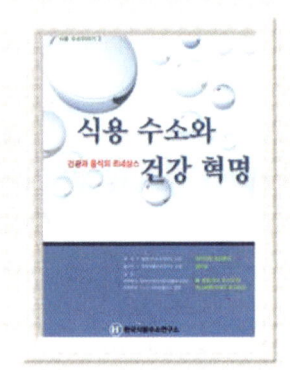

수소는 생활습관병의 근원인 활성산소를 제거.
가장 강력한 항산화제인 수소로 암, 당뇨병, 뇌경색등……

정가 12,000원
한국식용수소연구소 발행
(교보문고, 인터파크 판매 중)

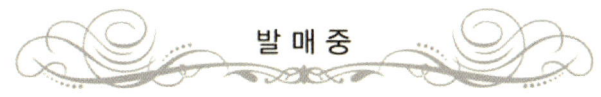

발 매 중

(3)수소 임상보고

저 자: (일본)수소와의료연구회
옮긴이: 양은모

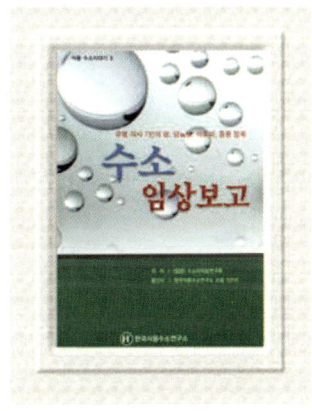

유명 의사 7인의 암, 당뇨병, 아토피, 중풍 정복기.
수소는 아무런 부작용없이 난치병을 획기적으로......

정가 20,000원
한국식용수소연구소 발행
(교보문고, 인터파크 판매 중)

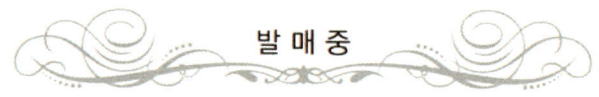

(4)식용수소와 생활

저 자: 양은모

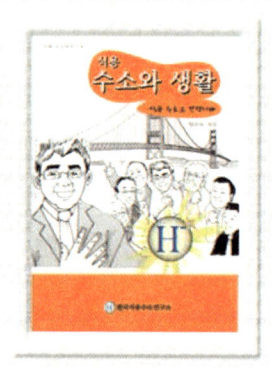

수소는 누구에게나 꼭 필요하고, 누구에게나 도움이 되는
그야말로 없어서는 안 되는 물질이다.수소가 생명이다.

정가 3,000원
한국식용수소연구소 발행
(교보문고, 인터파크 판매 중)

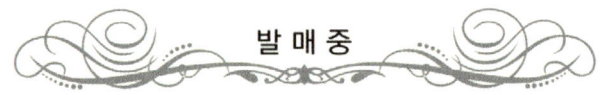

(6) 수소이야기

저 자: 오오타 후미아키
감수: 오오타 시게오(일본 의과대학 교수)
옮긴이: 양은모

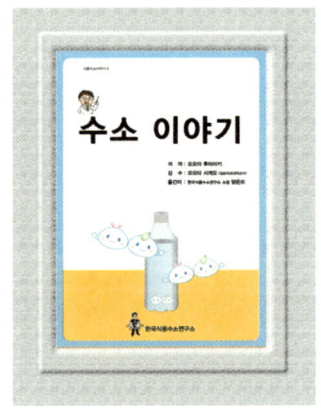

수소란 무엇인가?
수소수, 수소목욕, 수소화장품

정가 2,000원
한국식용수소연구소 발행
(교보문고, 인터파크 판매 중)

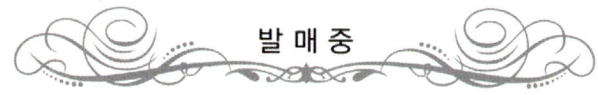

(7) 대한민국 건강지도가 바뀐다

저 자: 양은모

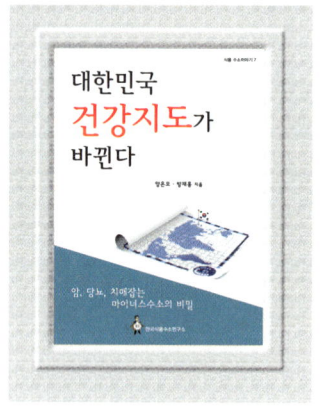

암, 당뇨, 치매 잡는 수소!
마이너스 수소의 비밀!

정가 20,000원
한국식용수소연구소 발행
(교보문고, 인터파크 판매 중)

암이사라졌다. 암이사라졌다. 암이사라졌다. 암이사라졌다. 암이사라졌다.
암이사라졌다. 암이사라졌다. 암이사라졌다. 암이사라졌다. 암이사라졌다.
암이사라졌다. 암이사라졌다. 암이사라졌다. 암이사라졌다. 암이사라졌다.
암이사라졌다. 암이사라졌다. 암이사라졌다. 암이사라졌다. 암이사라졌다.
암이사라졌다. 암이사라졌다. 암이사라졌다. 암이사라졌다. 암이사라졌다.
암이사라졌다. 암이사라졌다. 암이사라졌다. 암이사라졌다. 암이사라졌다.
암이사라졌다. 암이사라졌다. 암이사라졌다. 암이사라졌다. 암이사라졌다.
암이사라졌다. 암이사라졌다. 암이사라졌다. 암이사라졌다. 암이사라졌다.
암이사라졌다. 암이사라졌다. 암이사라졌다. 암이사라졌다. 암이사라졌다.
암이사라졌다. 암이사라졌다. 암이사라졌다. 암이사라졌다. 암이사라졌다.
암이사라졌다. 암이사라졌다. 암이사라졌다. 암이사라졌다. 암이사라졌다.
암이사라졌다. 암이사라졌다. 암이사라졌다. 암이사라졌다. 암이사라졌다.
암이사라졌다. 암이사라졌다. 암이사라졌다. 암이사라졌다. 암이사라졌다.
암이사라졌다. 암이사라졌다. 암이사라졌다. 암이사라졌다. 암이사라졌다.
암이사라졌다. 암이사라졌다. 암이사라졌다. 암이사라졌다. 암이사라졌다.
암이사라졌다. 암이사라졌다. 암이사라졌다. 암이사라졌다. 암이사라졌다.
암이사라졌다. 암이사라졌다. 암이사라졌다. 암이사라졌다. 암이사라졌다.
암이사라졌다. 암이사라졌다. 암이사라졌다. 암이사라졌다. 암이사라졌다.
암이사라졌다. 암이사라졌다. 암이사라졌다. 암이사라졌다. 암이사라졌다.
암이사라졌다. 암이사라졌다. 암이사라졌다. 암이사라졌다. 암이사라졌다.
암이사라졌다. 암이사라졌다. 암이사라졌다. 암이사라졌다. 암이사라졌다.
암이사라졌다. 암이사라졌다. 암이사라졌다. 암이사라졌다. 암이사라졌다.
암이사라졌다. 암이사라졌다. 암이사라졌다. 암이사라졌다. 암이사라졌다.
암이사라졌다. 암이사라졌다. 암이사라졌다. 암이사라졌다.

었나. 임이사라졌나. 임이사라졌나. 임이사라졌나. 임이사라
이사라졌다. 암이사라졌다. 암이사라졌다. 암이사라졌다. 오
었다. 암이사라졌다. 암이사라졌다. 암이사라졌다. 암이사라졌
사라졌다. 암이사라졌다. 암이사라졌다. 암이사라졌다. 암이
. 암이사라졌다. 암이사라졌다. 암이사라졌다. 암이사라졌다
라졌다. 암이사라졌다. 암이사라졌다. 암이사라졌다. 암이사
암이사라졌다. 암이사라졌다. 암이사라졌다. 암이사라졌다.
졌다. 암이사라졌다. 암이사라졌다. 암이사라졌다. 암이사라
이사라졌다. 암이사라졌다. 암이사라졌다. 암이사라졌다. 오
었다. 암이사라졌다. 암이사라졌다. 암이사라졌다. 암이사라졌
사라졌다. 암이사라졌다. 암이사라졌다. 암이사라졌다. 암이
. 암이사라졌다. 암이사라졌다. 암이사라졌다. 암이사라졌다
라졌다. 암이사라졌다. 암이사라졌다. 암이사라졌다. 암이사
암이사라졌다. 암이사라졌다. 암이사라졌다. 암이사라졌다.
졌다. 암이사라졌다. 암이사라졌다. 암이사라졌다. 암이사라
이사라졌다. 암이사라졌다. 암이사라졌다. 암이사라졌다. 오
었다. 암이사라졌다. 암이사라졌다. 암이사라졌다. 암이사라졌
사라졌다. 암이사라졌다. 암이사라졌다. 암이사라졌다. 암이
. 암이사라졌다. 암이사라졌다. 암이사라졌다. 암이사라졌다
라졌다. 암이사라졌다. 암이사라졌다. 암이사라졌다. 암이사
암이사라졌다. 암이사라졌다. 암이사라졌다. 암이사라졌다.
졌다. 암이사라졌다. 암이사라졌다. 암이사라졌다. 암이사라
이사라졌다. 암이사라졌다. 암이사라졌다. 암이사라졌다. 오
었다. 암이사라졌다. 암이사라졌다. 암이사라졌다. 암이사라졌
사라졌다. 암이사라졌다. 암이사라졌다. 암이사라졌다. 암이
. 암이사라졌다. 암이사라졌다. 암이사라졌다. 암이사라졌다
라졌다. 암이사라졌다. 암이사라졌다. 암이사라졌다. 암이사
암이사라졌다. 암이사라졌다. 암이사라졌다. 암이사라졌다.
졌다. 암이사라졌다. 암이사라졌다. 암이사라졌다. 암이사라
이사라졌다. 암이사라졌다. 암이사라졌다. 암이사라졌다.
었다. 암이사라졌다. 암이사라졌다. 암이사라졌다. 암이사라
사라졌다. 암이사라졌다. 암이사라졌다. 암이사라졌다. 암